«Este será mi quinto año de ayuno con vosotros. ¿Qué más puedo deciros? Me conozco más, me gusto más, me cuido más.»

Carles Pallarès,
CEO de Projeccions DC

«Siempre es un placer volver a visitar Mi ayuno, donde encuentro paz y claridad. Gracias por vuestra profesionalidad y dedicación.»

Xènia Manzanares,
ejecutiva

«Esta semana ha sido increíble. No sé si son los senderos, las conferencias o el acompañamiento de Damien y su equipo, pero todo era perfecto para vivir una semana de relax.»

Bernard Cuberos,
emprendedor

«Creo firmemente en los resultados del método de Mi ayuno; es muy eficaz, ya que te educan en la alimentación y, gracias al senderismo, consiguen la eliminación rápida de toxinas.»

Reyes Maza,
emprendedora

Mi ayuno

Mi ayuno

Jesús Domínguez
Damien Carbonnier

Prólogo de Nuria Roura

Plataforma Editorial

Ninguno de los textos, ideas, reflexiones u opiniones contenidos en este libro deben sustituir a una consulta con un médico. Ni los autores, ni la editorial asumen ninguna responsabilidad en caso de producirse cualquier daño o perjuicio presuntamente derivados de la lectura y aplicación del contenido de estas páginas. Siempre, en caso de tener un problema de salud, es aconsejable acudir al facultativo pertinente.

Primera edición en esta colección: junio de 2019

Plataforma Editorial
c/ Muntaner, 269, entlo. 1ª – 08021 Barcelona
Tel.: (+34) 93 494 79 99 – Fax: (+34) 93 419 23 14
www.plataformaeditorial.com
info@plataformaeditorial.com

Depósito legal: B. 13.393-2019
ISBN: 978-84-17622-73-2
IBIC: VS

Printed in Spain – Impreso en España

Realización de cubierta y fotocomposición:
Grafime

El papel que se ha utilizado para imprimir este libro proviene de explotaciones forestales controladas, donde se respetan los valores ecológicos, sociales y el desarrollo sostenible del bosque.

Impresión:
Romanyà Valls
Capellades (Barcelona)

Índice

Prólogo de Nuria Roura 11
Introducción. Mi ayuno, tu centro de referencia . . . 15

1. ¿Cómo reacciona nuestro cuerpo cuando ayunamos? 25
No solo para adelgazar sirve el ayuno. 25
Fisiología del ayuno 41
Reseteo neurovegetativo y hormonal 46

2. ¿En qué nos beneficia un ayuno? 51
El hambre agudiza el ingenio. 51
Una diana refleja el ser humano 59
Cambios durante el ayuno 78

3. Tipos de ayuno 83
Ayunos continuos 86
Ayunos intermitentes 91
Otros tipos de ayuno. 94

4. Cómo preparar y realizar un ayuno 99
Preayuno. 99
Ayuno 105
Posayuno. 121

5. Cómo nos ayuda un ayuno 125
El sobrepeso y la obesidad 127
Los problemas digestivos, las intolerancias alimentarias, el sistema inmunitario y las alergias . 131
La depresión y la ansiedad 136
Frente al dolor 138
En problemas metabólicos (colesterol, azúcar, hipertensión...) 140
Fertilidad y equilibrio hormonal 141
Cansancio crónico y fibromialgia 145
Momentos de crisis personal 147
Ayuno y cáncer. 149

Epílogo 155

Bibliografía de referencia: ayuno y ciencia 161
Bibliografía general 161
Bibliografía específica utilizada en este libro 162
Bibliografía citada a lo largo del libro 163
Bibliografía científica complementaria 169

Prólogo

En un momento en el que parece que vivimos desconectados de la naturaleza, aunque en realidad somos parte de ella, y en el que como sociedad nos hemos desorientado respecto a lo que realmente necesitamos para vivir con salud, los ayunos cobran mayor sentido que nunca.

Tanto a nivel individual como colectivo tenemos que reconectar con lo natural y lo esencial. En algún momento todos deberíamos frenar el ritmo de vida estresante y enfermizo en el que vivimos. Nuestro cuerpo grita «basta» con muchos síntomas que hemos ido normalizado, pero que no deberíamos tener. No les hacemos caso y seguimos funcionando en piloto automático día tras día, y dejamos de lado lo realmente importante: el descanso, la alimentación saludable, el deporte, la hidratación y la calma mental y emocional. Llega un momento en el que nos notamos cansados, exhaustos, ansiosos, deprimidos, faltos de vitalidad, apáticos, más irritables e incluso sufrimos desajustes de salud, como problemas digestivos, migrañas, alteraciones de la piel, desequilibrios hormonales y otras enfermedades muy comunes del siglo XXI. Es decir, nuestro cuerpo nos hace saber, de una manera u otra, que necesita un *reset* para poder volver a funcionar en su estado óptimo de salud.

Entonces nos planteamos qué podemos hacer para que los síntomas, el malestar y el sufrimiento desaparezcan. Empezamos a buscar soluciones en internet, y esperamos que exista un remedio fácil y rápido para volver al peso que teníamos antes, para que la barriga se desinflame, para que recuperemos la memoria, para que tengamos la vitalidad de cuando éramos más jóvenes, para que durmamos bien durante toda la noche, para que la piel vuelva a tener brillo y elasticidad, para que las hormonas no nos hagan vivir en una montaña rusa de emociones y para que podamos volver a comer de todo sin tener acidez, reflujo o hinchazón. Y podría nombrar un sinfín de deseos que queremos solucionar de la noche a la mañana cuando en realidad hemos perdido la salud por el camino a lo largo de varios años.

De entre todas las soluciones que podemos encontrar, una de ellas es el ayuno. Nos atrae la idea por su rapidez en devolvernos la salud o el peso natural, pero nos puede el miedo, las resistencias, los prejuicios, la desinformación y la confusión cuando nos plantamos frente a la cuestión de ayunar o no, porque tenemos muchas voces, tanto internas como externas, que nos dicen que no lo practiquemos.

Si la finalidad no es simplemente perder peso, sino que, en cambio, existe la conciencia de querer mejorar nuestros hábitos de manera progresiva para vivir con más salud, realmente es muy beneficioso ayunar siguiendo las pautas marcadas por profesionales especializados en el tema. Por mi experiencia, lo recomendable es hacerlo en la naturaleza, durante unos días en los que puedas descansar, hacer senderismo, meditar, estirar el cuerpo, practicar yoga y reevaluar los valores, las creencias y el estilo de vida que te han llevado a la enfermedad, al sobrepeso o al malestar. Se trata de aprovechar los días del ayuno para detectar qué nos está impidiendo tener salud y escuchar de qué tenemos hambre en realidad cuando comemos de manera desordenada, compulsiva, restrictiva o, en definitiva, desde un lugar de poca conciencia o presencia.

Con esta obra vas a obtener la información que yo tuve en su día para decidirme a hacer un ayuno con Damien, director de Mi ayuno. Me gustaría que entraras en su lectura con la mente abierta a descubrir una gran herramienta para recuperar tu salud, mejorarla o mantenerla.

NURIA ROURA
Experta en desarrollo personal y bienestar

Introducción
Mi ayuno, tu centro de referencia

Mi nombre es Damien Carbonnier, tengo treinta y tres años y nací, crecí y me eduqué en París. Fue allí mismo donde, entusiasta del deporte, desde muy joven practiqué el *rugby* en una escuela donde el ejercicio físico era tan importante como estudiar, y allí fue donde empecé a soñar con acabar siendo un jugador profesional de *rugby*.

Por desgracia, las exigencias, tanto a nivel escolar como del mismo deporte, me obligaron a dejar el *rugby* cuando llegó la etapa del bachillerato, momento en que las horas de estudio fueron aumentando.

Poco después, conforme fui completando mis estudios básicos, y teniendo ya el deporte tan solo como entretenimiento, elegí centrarme en estudiar, de forma ya profesional, comercio y *marketing*. Una vez que acabé el máster de negocios ya podía ponerme a trabajar, y así fue como llegué a España con veinticuatro años, dispuesto a colaborar en la apertura de un supermercado francés en Extremadura. No tardé en enamorarme del país, de su tierra y de sus gentes, y, sin dudarlo, me afinqué ahí hasta el 2010, momento en el que, sin moverme de España, me cambié de comunidad. Así fue como llegué a Barcelona, aunque ya no me movían solo motivos profesionales, sino que se añadían los familiares.

Desde ese momento, y ya instalado en la Ciudad Condal, trabajé para una empresa como director comercial de *marketing on-line*. Fue en esa oficina, hablando con Christian Khoury, donde entré en contacto por primera vez con el tema del ayuno gracias a sus interesantes conversaciones. Ese fue mi primer contacto con un mundo en el que, poco podía imaginarlo entonces, iba a acabar centrando mi vida, personal y profesional.

Christian practicaba el ayuno en Francia al menos una vez al año y cada vez que regresaba de vivir esa experiencia lo hacía con una enorme sonrisa en la boca y repitiendo la misma frase: «Damien, es una vivencia fantástica. Ni te imaginas lo genial que me siento. De verdad creo que algo así debería existir en España. Un día, tú y yo tenemos que embarcarnos en un proyecto de este estilo. Ayudaríamos a mejorar la vida de las personas».

Yo, si os soy sincero, en aquella época tampoco conocía muy a fondo el mundo del ayuno del que me hablaba, y más bien me parecía una experiencia alejada de lo que había sido mi vida hasta entonces. Sin embargo, poco a poco, a fuerza de hablar con él, empecé a sentir cada vez más curiosidad.

Christian, cuando hablaba, tenía una fuerza de convicción tremenda y sus comentarios y ánimos acabaron por motivarme hasta tal punto que no solo no dudé en llevar a cabo un ayuno, sino que, más adelante, no dudé en involucrarme y ayudarlo a dar a conocer todo aquello de lo que habíamos hablado, así como a dedicar mi energía en lo que a la larga iba a convertirse en un nuevo proyecto: Mi ayuno.

Llegó así el 2012.

Ese año se puso en marcha una nueva reglamentación de mercado sobre los juegos *on-line* en España. Y la empresa para la cual trabajaba tenía que encontrar una nueva orientación tras esta reglamentación, lo que hacía que fuera un buen momento para aprovechar el cambio profesional que se nos venía encima: alejarme de los juegos y encontrar un nuevo proyecto con el cual ilusionarme. Ya hacía tiempo que yo sentía que necesitaba cambiar del ámbito profesional en el que me había movido hasta entonces, y no tardamos mucho en pensar que quizás había llegado el momento de convertir en realidad aquel sueño largamente hablado acerca del ayuno. A veces, sin uno darse cuenta, son los cambios de la vida los que te ponen delante la posibilidad de cambiar que tú no te atrevías a llevar a cabo, y solo tienes que seguir ese impulso. Y así lo hice.

Christian y sus conocimientos en *marketing*, Xavi, David y Edgar, entrenadores personales de Christian en aquella época, formados en el mundo de la nutrición, y yo nos lanzamos juntos a esta apasionante aventura, cada uno con su ilusión, sus ambiciones y sus conocimientos.

Así fue como abrimos el primer retiro de ayuno en febrero del 2013 en Vilafranca del Penedès. Ya en ese momento contamos con un médico, que iba a ser el encargado de supervisar el ayuno, mientras Christian se encargaría del *marketing*.

Una de nuestras primeras preocupaciones fue qué nombre ponerle. Decidimos entre todos, y después de varias reuniones, votar a favor del nombre Mi ayuno. Algo que surgió a raíz de una idea de Miriam Palmero. Teníamos que ser capaces de argumentar por qué íbamos a llamarlo así. Y todos tuvimos clara la respuesta: porque iba a ser, y es, un proyecto en el que transmitir y compartir lo mismo que nosotros sentíamos en primera persona al realizar los ayunos con aquellos que quisieran acompañarnos.

Así, al ser los primeros en España que iniciábamos un proyecto de este estilo, no podíamos buscar simplemente un nombre comercial, necesitábamos uno que nos involucrara, directamente, en primera persona, y que fuera transparente, incluso era positivo para nosotros darle el mismo nombre de la empresa.

El tiempo pasaba y yo iba alternando este trabajo con otros muchos, y no fue hasta septiembre del 2013 cuando al final decidí dedicar el cien por cien de mi tiempo laboral a Mi ayuno, y lo hice en calidad de responsable de colaboraciones. Tenía que dar rigurosidad a todo lo que estaba haciendo, así que me involucré entonces con la Federación Francesa del Ayuno y del Senderismo (<www.ffjr.com>) para respetar los extensos protocolos y reglamentos internos que exigían a fin de ofrecer una calidad a nuestros futuros clientes. Además, también estaba en contacto con los médicos más abiertos y mejor formados en torno al ayuno para poder darnos a conocer con solvencia, y participaba de forma general en mostrar toda la historia y el *background* de nuestro equipo. Fue a partir de enero del 2014 cuando los socios del proyecto me ofrecieron la gestión diaria de la empresa. En ese momento tuve clara la importancia que para mí tenía adquirir una formación que, en aquel momento, todavía no poseía.

Así pues, asistí a diversos cursos para formarme en el tema del ayuno a través de la Federación Francesa del Ayuno y del Senderismo, participé también de forma muy activa en los retiros que ofrecíamos, y supervisé la mayor parte de la organización. Fue la primera vez en mi vida en que realicé un ayuno de quince días, lo que acabó de convencerme de todas las ventajas que ese sistema de vida tenía. De vuelta en España y apoyándome en Miriam Palmero, que era y sigue siendo mi mano derecha, continué con el proyecto.

En poco más de dos años, lo que podía parecer un capricho de jóvenes, una idea, un sueño al que quizás tan solo íbamos a dedicarle no más de cinco o seis semanas al año, acabó transformándose en un proyecto empresarial en el que se ofrecían ya, en el 2015, más de quince retiros semanales al año y que demandaba implicación al cien por cien.

Pero la vida seguía, y nosotros con ella. Y, en este caminar, la mayoría de las veces las personas evolucionamos. Eso hizo que las distintas filosofías de vida y visiones empresariales de los que habíamos arrancado el proyecto nos llevara a distanciarnos, de forma inesperada. Y yo me quedé, con tan solo treinta años, como único socio de una empresa, de un proyecto tan grande como Mi ayuno. El día en que fui consciente de la situación en que me encontraba, me miré al espejo y decidí, sin dudar, que confiaba por completo en ese proyecto y que apostaría por él y seguiría desarrollándolo.

Durante esos dos años me había implicado muy directamente en todo lo relacionado con el ayuno y su filosofía: había asesorado a más de seiscientas personas durante los ayunos que ofrecíamos, me había formado paralelamente en el sector de la nutrición en la escuela Vipassana en Barcelona y había validado mis conocimientos de primeros auxilios asesorado por médicos fantásticos. Junto a Jesús Domínguez había aprendido a mejorar protocolos para realizar antes, durante y después de los ayunos, desde limpiezas intestinales o hepáticas hasta estrategias de alcalinización del cuerpo. Todo eso gracias a que he podido apoyarme en la experiencia y los conocimientos de la FFJR (Federación Francesa del Ayuno y del Senderismo) para poder trabajar con productos utilizados actualmente en muchos de los hospitales públicos de Alemania, donde, desde hace décadas, la pregunta no es saber si el ayuno es sano o no, sino hasta qué punto es amplio el abanico de posibilidades sanas y vitales que nos ofrece un ayuno controlado y supervisado para cada uno de nosotros. Todo esto hizo que mantuviera la decisión de seguir con la empresa. Así, monté un equipo a mi alrededor con expertos y profesionales que tenían las mismas ganas de *comerse* el mundo que yo. Llegué entonces al 2014, año en el que yo volvía a ser, como en otras etapas de mi vida, el capitán de un equipo, del equipo de Mi ayuno.

Desde el principio tuve claro que en el centro del proyecto debía juntarse un grupo de profesionales no solo cohesionado, sino también, y fundamentalmente, muy preparado y tan convencido como yo del proyecto. Y esta es la razón por la cual Mi ayuno, a día de hoy, sigue destacando frente a otros proyectos similares, y eso tiene tanto que ver con su alto nivel de exigencia profesional como con el ambiente familiar que logramos darle. En la actualidad, el equipo de Mi ayuno cuenta con tres médicos, un psicólogo, un *coach*, un naturópata, dos terapeutas, un fisioterapeuta, dos profesores de yoga y pilates, una persona dedicada plenamente a la atención al cliente y un equipo de tres responsables de los retiros, todos ellos con un único fin: hacer que nuestros clientes se sientan en las mejores manos posibles durante la realización del ayuno. Esta estructura me ha llevado a tener una visión más amplia y general en cuanto al ayuno en España y a las necesidades que hay de centros de este estilo en el país, y me ha hecho pensar que, lejos de considerar la filosofía de Mi ayuno como algo dedicado a una élite, debería democratizarse.

Este libro es, pues, el inicio de esa democratización en la que creo y por la que lucho día a día. Este libro es un reflejo de esa nueva etapa que, desde mi punto de vista, le hacía falta a un proyecto como este, así como el primer paso para plantearme aumentar, dentro del país, el número de centros y abrir otros en otras ciudades como Madrid, Asturias,

Alicante…, en las que seguir desarrollando el proyecto de Barcelona.

Siempre suelo explicar a mis grupos de *ayunantes* que, si un día alguien me hubiera dicho que íbamos a contar con tanto apoyo médico, que después de seis años iba a haber tanta gente ilusionada, tantos *ayunantes* satisfechos y tanta capacidad de evolución, seguramente no me lo habría creído. Pero no solo yo creo en los beneficios del ayuno, sino que cada vez más la filosofía del ayuno cuenta con un reconocimiento científico a nivel mundial, y por este reconocimiento debemos abogar. No es casual que el doctor japonés Yoshinori Ohsumi haya recibido un premio Nobel de Medicina en el 2016 por su trabajo sobre la autofagia (proceso central del ayuno, del que hablamos en el libro con más detalle y que se centra en la capacidad del cuerpo para autorregenerarse), ni tampoco es casual que los avances del biólogo Valter Longo tengan cada vez más repercusión, ni que los tratamientos, cada vez más consistentes, en clínicas y hospitales en pacientes con tratamientos de quimioterapia incluyan ayunos de veinticuatro o cuarenta y ocho horas para permitir al cuerpo una mejor resistencia a la quimio (siempre en función de la fase de la enfermedad, y de la autorización de los oncólogos, por supuesto)… No, nada de esto es casual.

Todo lo anterior lleva a una visión muy positiva de lo que estamos haciendo, por eso confío en que, como siempre, la población decida y apueste por nuevas fórmulas de salud como la nuestra y poco a poco la verdad salte a la vista. Llegados a este punto, me atrevo a apostar que, en poco más de un siglo, la gente ayunará a lo largo del año con la misma facilidad y hábito con el que nos cepillamos los dientes a diario. Está claro que para poder debatirlo en el 2119 habrá que hacer ayunos para alargar vuestra vida. ¿Apostamos?

Por eso, si después de leer este libro quieres conocernos, y conocer de primera mano cómo aplicamos nuestra filosofía en las personas y cómo mejoramos con ello, estaremos encantados de contar contigo, lector, y quién sabe si futuro *ayunante*... Nosotros te invitamos a que realices un retiro en Mi ayuno (<www.miayuno.es>) que te permitirá vivir una experiencia vital bajo el formato de un retiro. Una experiencia alejado de tus quehaceres diarios y rodeado de naturaleza, pero con la seguridad de estar en todo momento supervisado por un equipo preparado y formado, con la tranquilidad de estar acompañado las veinticuatro horas del día por un profesional. Un retiro en el que disfrutarás, a la vez, de distintas actividades relacionadas con la terapia del ayuno siguiendo las pautas auspiciadas por la Federación Francesa del Ayuno y del Senderismo (más de mil retiros al año repartidos en ochenta centros en Francia avalan su rigurosidad), pero también basándonos en lo que se ha vivido en Alemania y en la antigua Unión Soviética, países en los que, en algunos momentos, la sanidad pública apostó por el ayuno tras realizar diversos estudios científicos que se remontan al nacimiento, ya que, durante el ayuno, por segunda vez en tu vida, tu cuerpo se nutre de forma equilibrada y en autonomía (la primera se realiza a través del cordón umbilical, cuando estamos en la barriga de nuestra madre).

Llegados a este punto, me gustaría agradecer a todas las personas que han creído en mí desde el primer momento, particularmente a Christian Khoury, a Severine, a mis padres, a todos aquellos que me han acompañado a nivel profesional, en especial a Jesús Domínguez, Lorenzo Muriel, Pilar Hurtado, Miriam Palmero y Enric Font, así como a todas las personas que han formado, o siguen formando, parte, de un modo u otro, del equipo de Mi ayuno. Sin ellos no habría sido factible crear un proyecto tan bonito, donde el aprendizaje y el crecimiento hacen cada día, de todos nosotros, mejores personas.

Aunque a veces pueda parecernos lo contrario, el ser humano, el mundo, está en el buen camino, y todos y cada uno de nosotros somos privilegiados por el único motivo de que estamos vivos.

Y, ya para acabar, quiero deciros, mis queridos *ayunantes:*

Vivir es amar,
amar es cuidar,
cuidar es ayunar.

¡Bienvenidos al inicio de una nueva forma de ver la vida! ¡Disfrutad de ella!

DAMIEN CARBONNIER

1.
¿Cómo reacciona nuestro cuerpo cuando ayunamos?

«La próxima vez que tengas hambre, pregúntate: ¿hambre de qué?»

GISBERT BÖLLING

No solo para adelgazar sirve el ayuno

En la actualidad, existe un consenso científico a nivel mundial según el cual se afirma que en el primer mundo consumimos diariamente un exceso de calorías que no resulta beneficioso para nuestro cuerpo. Uno de los problemas asociados a esta ingesta es que, como consecuencia, no podemos utilizar nuestras reservas de energía en forma de grasa. Esta situación provoca, en primer lugar, uno de los problemas de salud más «evidentes» a simple vista de nuestra privilegiada sociedad: la obesidad.

A la obesidad están asociadas, de un modo directo, pero también indirecto, un buen número de enfermedades, de las que iremos hablando a lo largo del libro, que condicionan gran parte del «sufrimiento» que padece la población del primer mundo, y debemos tratar de prevenirla.

Por eso, llegados a este punto, podemos afirmar que el ayuno es, para nosotros y cada día más para la comunidad científica, la intervención nutricional más beneficiosa para abordar este problema y los derivados. Por eso, no es casual que en los últimos años una gran cantidad de estudios estén apoyando el ayuno y la restricción calórica como una intervención con grandísimos beneficios para la salud. Es evidente que no como única intervención, pero sí como una de las formas más útiles para atajar la obesidad.

¿Por qué otros motivos es beneficioso el ayuno? ¿Solo por la pérdida de peso?

Pues porque durante los periodos de ayuno nuestro cuerpo se ve en la necesidad de consumir todas sus reservas de energía en forma de glucosa y, a partir del segundo o tercer día de ayuno, también bajo la exigencia de utilizar sus reservas de energía en forma de grasa. Esto implica, claro está, inevitablemente, la pérdida de peso de la persona por consumo de sus reservas de grasa, algo a todas luces beneficioso cuando estas son excesivas. El cuerpo ahorra energía en forma de grasa porque es el sistema más eficiente para hacerlo, dado que puede acumular energía en dos formatos:

1. Glucógeno (hidratos de carbono): 1 g = 4 kcal.
2. Grasa: 1 g = 9 kcal.

Para entender hasta qué punto la obesidad es un problema en nuestra sociedad basta tener en cuenta las siguientes cifras:

- Según la OMS[1] el 57 % de la población mundial vive en países donde el sobrepeso y la obesidad causan más muertes que la insuficiencia ponderal (bajo peso, o sea, el hambre).
- Las cifras de la OMS en el 2017 decían que en el mundo hay 1.900 millones de personas que viven con sobrepeso y 650 millones que lo hacen con obesidad.[2]
- La OMS revela que en España se ha cuadruplicado la prevalencia de esta enfermedad en el mismo periodo, y que es el país europeo con mayor índice de obesidad infantil.[3] A nivel mundial, en el 2016 había cuarenta y un millones de niños (menores de cinco años) con sobrepeso.[4]

Según estos datos, un adulto de cada dos tiene problemas de sobrepeso o, lo que es lo mismo, un exceso de grasa de reserva. El índice básico para determinar si padecemos esta situación de obesidad es lo que se ha dado en llamar el índice de

1. OMS, «10 datos sobre la obesidad», octubre de 2017. Disponible en: <http://www.who.int/features/factfiles/obesity/es/>.

2. *Ibid.*

3. Secretaría de Salud del Distrito Federal (Gobierno de México), *No a la obesidad*, «Fórmula para calcular el Índice de Masa Corporal». Disponible en: <http://www.noalaobesidad.df.gob.mx/index.php?option=com_content&view=article&id=52&I>.

4. OMS, *op. cit.*

masa corporal (IMC), que se obtiene dividiendo el peso de la persona por su altura al cuadrado.[5]

$$\text{IMC: } \frac{\text{peso (kg)}}{\text{altura}^2\text{ (m)}}$$

Por poner un ejemplo:

Si tenemos a una persona con 67 kg de peso y 1,71 m de altura, su IMC sería: $67/(1{,}71 \times 1{,}71) = 22{,}9\ kg/m^2$.

ÍNDICE MASA CORPORAL	CLASIFICACIÓN
< 16,00	Infrapeso: Delgadez severa
16,00 - 16,99	Infrapeso: Delgadez moderada
17,00 - 18,49	Infrapeso: Delgadez aceptable
18,50 - 24,99	Peso normal
25,00 - 29,99	Sobrepeso
30,00 - 34,99	Obeso: Tipo I
35,00 - 40,00	Obeso: Tipo II
> 40,00	Obeso: Tipo III

Aunque esta referencia no es suficiente como índice único para determinar si la persona está o no obesa, o sea, si tiene un exceso de grasa de depósito, sí que nos da una orientación bastante aproximada de cuál es su situación y qué tipo de decisiones debemos tomar al respecto. Así, un valor de IMC de 18 se orienta más a un déficit de peso y podemos

5. Se puede calcular, por ejemplo, en la siguiente página web: <http://www.calculoimc.com/>.

decir que un índice superior a 30 nos hace pensar en un problema de obesidad.

Sin embargo, no todos los parámetros son generalizables a todas las personas.

Por ejemplo, en el caso de algunos deportes, tipo el *rugby*, el judo o deportes de lucha en general, se necesita tener una situación de sobrepeso o que roce la obesidad para poder desarrollarlos sin problemas. Sin embargo, si analizamos estos casos particulares, nos damos cuenta de que en estos deportistas el IMC elevado no es consecuencia de un exceso de grasa de depósito, sino de un exceso importante de músculo necesario para un óptimo rendimiento en esos deportes. Así pues, en su caso no debemos tratar de reducirlo.

Otro valor importante que tener en cuenta en este momento para entender las necesidades nutricionales de una persona es el conocido como tasa metabólica basal (TMB), un dato que determina las necesidades de aporte en kilocalorías (kcal) que una persona necesita en un día cualquiera de su vida.

Este parámetro se calcula a partir de una fórmula que fue definida por los fisiólogos-nutricionistas J. Arthur Harris y Francis G. Benedict en 1919. Esta fórmula fue revisada en 1984 y finalmente en 1990 se definió la fórmula que utilizamos actualmente para determinar el consumo calórico que requiere un individuo en reposo.

Esta fórmula tiene en cuenta distintos aspectos, como el sexo, la edad, la altura y el peso, para determinar las necesidades calóricas de un individuo. Las ecuaciones de Harris-

Benedict fueron revisadas por Mifflin y St. Jeor en 1990[6] y se calculan de la siguiente manera:

La siguiente tabla permite calcular las calorías que una persona necesita ingerir diariamente para mantener su peso actual.[7]

Hombres	TMB = (10 x peso en kg) + (6,25 × altura en cm) – (5 × edad en años) + 5
Mujeres	TMB = (10 x peso en kg) + (6,25 × altura en cm) – (5 × edad en años) – 161

Una vez obtenido el resultado, se le aplica un factor corrector en función del nivel de actividad que realiza la persona en su día a día y se determinan así con mayor precisión las necesidades calóricas mínimas requeridas a diario. Podemos ver el factor corrector que aplicar en cada caso en la siguiente tabla:

NECESIDADES ENERGÉTICAS SEGÚN ACTIVIDAD FÍSICA. PROMEDIO KCAL/DÍA PARA ADULTOS SANOS (FAO/OMS, 1985)	
Hombres	TMB x 1,55 = Actividad ligera TMB x 1,78 = Actividad moderada TMB x 2,10 = Actividad intensa
Mujeres	TMB x 1,56 = Actividad ligera TMB x 1,64 = Actividad moderada TMB x 1,82 = Actividad intensa

6. Mifflin, M. D.; St. Jeor, S. T.; Hill, L. A.; Scott, B. J.; Daugherty, S. A., y Koh, Y. O. (1990). «A new predictive equation for resting energy expenditure in healthy individuals», *The American Journal of Clinical Nutrition*, vol. 51, n.º 2, pp. 241-247.

7. «Ecuación de Harris-Benedict», *Wikipedia*. Disponible en: <https://es.wikipedia.org/wiki/Ecuaci %C3 %B3n_de_Harris-Benedict>.

De este modo, las necesidades calóricas de un hombre de 46 años, 1,71 m y 67 kg serían las siguientes:

Hombre: (10 x 67 kg) + (6,25 x 171 cm) - (5 x 46 años) + 5 = 1.513,75 kcal

Mientras que las necesidades calóricas de una mujer de 43 años, 1,58 m y 56 kg serían:

Mujer: (10 x 56 kg) + (6.25 x 158 cm) - (5 x 43 años) - 161 = 1.171,5 kcal

Este varón de 46 años que tiene una TMB de 1.513,75 kcal, si mantiene un ritmo de vida moderado, tendrá que calcular sus necesidades calóricas multiplicando por 1,55 su TMB, lo que nos dará un total de: 1.513,75 × 1,55 = 2.346,31 kcal/día.

En caso de la mujer que tiene una TMB de 1.171,5 kcal, si mantiene igualmente un ritmo de vida moderado, sus necesidades calóricas las obtendremos multiplicando por 1,64 su TMB, con lo que obtendremos: 1.171,5 × 1,64 = 1.921,26 kcal/día.

La química de los alimentos

Las células del cuerpo necesitan energía para desempeñar sus funciones biológicas y mantenerse con vida. La energía que requieren para ello proviene de las grasas, la glucosa y los nutrientes que nuestro cuerpo obtiene a partir de la alimentación y que se transforman a través de una serie de procesos bioquímicos conocidos como metabolismo en energía necesaria para mantener la vida.

En el metabolismo de cualquier ser vivo se produce la energía necesaria para mantener la vida a partir de los nutrientes que obtiene con su alimentación, junto con el oxígeno, el agua y, en algunos casos, la luz del sol.

Los macronutrientes básicos para el ser humano son:

- **Hidratos de carbono:** (azúcares) los obtenemos de los vegetales y son una buena fuente de calorías.
- **Proteínas:** principalmente carne, pescado y huevos, aunque hay fuentes vegetales ricas en proteínas, como las legumbres. El cuerpo las degradará a través de la digestión en sus unidades básicas, que son los aminoácidos, que utilizará para hacer sus propias proteínas. No tienen un poder calórico importante.
- **Lípidos:** (grasas) son la fuente más importante de calorías. Generalmente van asociados a la proteína en la carne, el pescado y los huevos, aunque hay grasas de origen vegetal, como el aceite de oliva o girasol, entre otras.

¿Qué ocurre cuando comemos?: la digestión, el proceso mediante el cual obtenemos nuestros recursos energéticos

Cuando el cerebro detecta que disminuyen los recursos energéticos circulantes por la sangre, se activan los procesos que determinan la aparición de la sensación de hambre y es entonces cuando nos vienen las ganas de comer. Cuando comemos, tenemos que transformar esos alimentos en energía, esto sucede en una secuencia de varios procesos que empiezan con la digestión de esos alimentos. La digestión es el proceso mediante el cual se descomponen los alimentos en partes más pequeñas para que puedan pasar del aparato digestivo al torrente sanguíneo y de ahí ser utilizados por todas las células del cuerpo, principalmente para producir energía.

La digestión consta de cuatro etapas:

1. **Bucal:** donde los alimentos son triturados y mezclados con la saliva para llegar al estómago. Se forma el bolo alimenticio.
2. **Gástrica:** el bolo alimenticio se transforma en una masa semilíquida al mezclarse con los jugos y enzimas gástricos. Además, en el estómago se somete al efecto mecánico de las contracciones de las paredes musculares del estómago, lo que favorece la transformación del bolo alimenticio en una sustancia semilíquida llamada quimo, que pasará al intestino.
3. **Intestinal:** el quimo que sale del estómago pasa a la primera parte del intestino delgado, el duodeno. Aquí, el alimento ya está bastante degradado por acción del ácido clorhídrico del estómago; esta acidez tiene que ser compensada para evitar lesionar las paredes del intestino, y esto se consigue por acción de las sales biliares (bilis) y del bicarbonato secretado por el páncreas. Además, el páncreas secreta unas enzimas que son las moléculas encargadas de degradar (romper) los alimentos (grasas, proteínas y azúcares) en unidades más pequeñas que puedan ser absorbidas en la siguiente fase de la digestión.
4. **Absorción:** tiene lugar también en el intestino delgado, desde donde las sustancias ya digeridas pasan del intestino a la sangre y a la linfa y llegan en primer lugar al hígado, que será el responsable de almacenarlas o repartirlas por el cuerpo a través del torrente sanguíneo.

Posteriormente, el alimento no digerido, sobre todo la fibra, seguirá el trayecto descendente por el intestino delgado hacia el intestino grueso, donde actuarán sobre él las colonias de bacterias que ahí se encuentran, se reabsorberán líquidos y moléculas que pueden ser reutilizadas, como algunos ácidos grasos y agua, antes de ser eliminados los restos no utilizables mediante la defecación.

Este proceso tiene una duración media de 24 horas. Parte de los recursos obtenidos durante la digestión serán utilizados inmediatamente para producir energía, mientras que los que no se utilicen se convertirán en reservas que se almacenarán en el hígado o en los músculos o en forma de grasa en el tejido adiposo.

¿Cómo se establece la cantidad de grasa de reserva para una persona?

Se determina por diferentes sistemas, de los cuales el más reconocido es la bioimpedancia, que consiste en utilizar un aparato que hace pasar un impulso eléctrico (de muy baja intensidad) por el organismo y mide la conductividad eléctrica de cada individuo. Esto le da al aparato una indicación de la composición corporal e indica la cantidad aproximada de músculo, hueso y grasa. Este sistema es el que utilizamos en Mi ayuno.

Mediante un modelo profesional de la marca Tanita,[8] reconocido mundialmente por sus resultados científicos, podemos valorar, además del IMC y la TMB, el grado de hidratación del cuerpo y otros parámetros importantes, a nuestro juicio, para determinar el bienestar metabólico de

8. Tanita, «Understanding your Measurements». Disponible en: <https://tanita.eu/tanita-academy/understanding-your-measurements>.

la persona. También hace un cálculo que determina la edad biológica de la persona, que suele ser diferente, en más ocasiones de las que imaginamos, de la edad cronológica, parámetro que, nos dice la experiencia, mejora en la totalidad de los casos tras una semana de ayuno. Además, podemos calcular la cantidad de grasa de reserva aplicando la fórmula de Deurenberg:

% grasa = 1,2 x IMC + 0,23 x edad (años)
– 10,8 x sexo – 5,4 (en cuanto al «sexo», en el caso de los hombres equivale a 1 y, en el caso de las mujeres, a 0)[9]

En el ejemplo anterior, manteniendo los datos del ejemplo que hemos utilizado antes, 46 años y 67 kilos de peso, tendríamos:

% grasa = (1,2 x 22,9) + (0,23 x 46) – (10,8 x 1) – 5,4 = 22,05 %,
como esta persona tiene un peso de 67 kg,
esto supone un peso total de grasa de 14,8 kg.

Es decir, si a un peso de 67 kg se le presuponen casi unos 15 kg de grasa, de la cual hay unos 10 kg de grasa de reserva, los otros 5 kg son grasa de estructura. Por eso, para una persona con un IMC normal (22,9), que mide 1,71 m y pesa unos 67 kilos de peso, se le presuponen unos 10 kilos de grasa de reserva. Que, obviamente, puede perder.

9. Deurenberg, P.; Weststrate, J. A., y Seidell, J. C. (1991). «Body mass index as a measure of body fatness: age- and sex-specific prediction formulas», *British Journal of Nutrition*, vol. 65, n.º 2, pp. 105-114.

Si hacemos la multiplicación para saber cuántas kilocalorías representan estos diez kilos de grasa, observamos que se traducen en 90.000 kilocalorías (1 gramo de grasa es igual a 9 kcal). Con estas 90.000 kilocalorías, y teniendo en cuenta lo que se consume en un día (2.346,31 kilocalorías, en nuestro ejemplo), sabemos que tenemos más que suficiente para resistir veintiún días, e incluso, aunque parezca imposible, más de treinta días casi sin ingerir alimento.

Por eso nos atrevemos a afirmar que ayunar, durante un periodo de casi un mes, es absolutamente soportable para personas con un IMC dentro de la normalidad y sin ningún problema de salud añadido. Además, durante todo este tiempo de ayuno, los músculos y las proteínas de nuestro cuerpo están perfectamente «protegidos», ya que no hará falta degradarlos para obtener energía a partir de ellos. Esta es la explicación que demuestra por qué ayunar una o dos semanas es perfectamente factible y no tiene riesgo alguno. Cabe destacar que un ayuno de un mes o más está reservado a líderes espirituales que buscan algo más que el bienestar o cuidar su salud, o a personas que, en un entorno medicalizado al 100 %, siguen un ayuno controlado con la intención de luchar contra una enfermedad. En Mi ayuno no ofrecemos este tipo de terapias.

Teniendo en cuenta lo explicado en el párrafo anterior, vemos en nuestra sociedad a mucha gente que tiene grasa de reserva para caminar miles de kilómetros[10] y que, sin embar-

10. Podemos calcular las calorías que se consumen caminando a una velo-

go, y, ahí la paradoja, no puede caminar doscientos metros ni pasar más de dos horas sin comer algo.

Visto esto, se confirma que la grasa es la reserva energética más eficiente con la que contamos en nuestro organismo. Durante un ayuno, el cuerpo, dado que está sometido a una restricción calórica importante (de 0 a 300 kilocalorías generalmente), se ve en la necesidad de utilizar sus reservas de grasa para producir parte de la energía que necesita para mantener su actividad diaria, lo que exige activar los circuitos metabólicos presentes para tal fin en nuestro organismo y que, de forma inconsciente, desactivamos por nuestra manera de comer en exceso. Estos mecanismos se basan en la lipolisis, es decir, en la degradación de la grasa de reserva en ácidos grasos y glicerol, que serán transformados en agua, CO_2 y energía dentro de la célula. La lipolisis es estimulada por el glucagón y las hormonas del estrés principalmente y es inhibida por la insulina.

Para entender mejor esta idea que acabamos de lanzar de las reservas energéticas en el organismo, podemos hacer el siguiente símil. En el organismo existen dos «almacenes» de energía: el primero, más pequeño, está lleno de glucosa y glucógeno; al final de este almacén hay otro mucho más

---

cidad constante de 5 km/h mediante la siguiente fórmula: 0,029 × peso en kg × 2,2 × minutos caminados = calorías aproximadas quemadas.

Esto, para nuestro individuo de referencia, con un IMC de 22,9 y 10 kg de grasa de reserva, se traduciría en una capacidad teórica de caminar a 5 km/h durante 350 horas, por lo tanto, 1.750 km. Representa la posibilidad de ir y volver caminando ¡de Barcelona a París! (1.900 km aproximadamente).

grande, donde se encuentra la grasa. En nuestra sociedad, como decíamos antes, por nuestra manera de comer y de «vivir», utilizamos continuamente el primer almacén y nunca pasamos al segundo, por lo que tenemos la necesidad constante de ir rellenándolo, y para ello comemos tantas veces al día alimentos ricos en glucosa que no hacen otra cosa que llenar cada vez más el almacén posterior, el de grasa, lo que acaba derivando en problemas de obesidad.

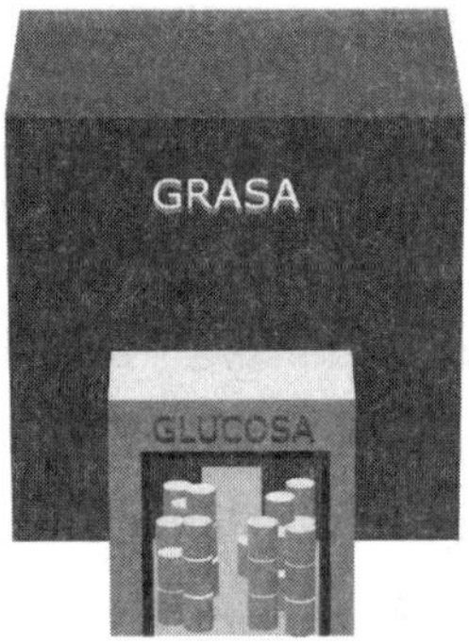

Figura 1. El símil de los dos almacenes de energía del cuerpo. En primer lugar (disponible antes) tenemos el almacén de «glucosa» y, en segundo lugar, está uno mucho más grande al que muchas veces no accedemos: el de «grasa».

Se trataría de generar estrategias para tener un acceso fácil al almacén más grande, el de grasa, en nuestro día a día, incluso manteniendo algo de reserva de energía en el almacén pequeño, el de glucosa, por si en un momento de emergencia nos hiciera falta una fuente de energía rápida. La experiencia nos dice que no hay mejor estrategia para conseguir esto que el ayuno, y de eso vamos a hablar a continuación.

¿Solo debemos pensar en ayunar para perder grasa?

Aunque llegados aquí pueda parecer lo contrario, no solo debemos pensar en ayunar cuando queremos perder grasa. También es muy importante tener en cuenta la actividad física que realicemos. Por eso, durante un retiro en Mi ayuno, la actividad principal de cada mañana es el senderismo suave.

No hablamos de una caminata extremadamente dura, sino de unos diez o doce kilómetros a paso tranquilo con el objetivo de impedir que el cuerpo se centre al cien por cien en la depuración que estamos realizando y piense en el resto de los órganos. Por eso, en Mi ayuno creemos que es importante dedicar una parte del día a la actividad física con el fin de activar el músculo y así enfocar la pérdida de peso a la pérdida de grasa.

En los retiros de Mi ayuno damos mucha importancia a este aspecto, ya que el trabajo muscular aeróbico favorece, sin duda, el consumo muscular de grasa como fuente de energía, lo que se traduce en una mayor pérdida de peso, pero también potencia la desintoxicación del organismo por medio del sudor, además de mejorar la oxigenación y la regeneración muscular; todos ellos aspectos fundamentales para el bienestar.

Este tipo de actividad, las caminatas, corresponde a las llamadas aeróbicas. Es decir, actividades que, realizadas a una intensidad concreta, permiten al cuerpo producir energía en presencia de suficiente oxígeno. Esto no sería así si el trabajo físico, muscular, que realizáramos fuera muy extremo. Este aspecto es muy importante porque, cuando el cuerpo está realizando un esfuerzo físico muy intenso (anaeróbico), solo puede utilizar la glucosa como fuente de energía, mientras que, cuando hace un esfuerzo menos intenso (aeróbico), se puede consumir tanto glucosa como grasa. La que se consume primero es la glucosa, cuyas reservas se agotan durante un ayuno en veinte minutos (fuera del ayuno se considera que se agotan a partir de los cuarenta y cinco minutos); cuando se acaban las reservas de glucógeno, se empieza a consumir grasa para producir la energía necesaria para mantener la actividad física (hay que recordar aquí el símil de los dos almacenes de energía del cuerpo del que hemos hablado con anterioridad) siempre y cuando esta sea aeróbica. No olvidemos que la grasa solo sirve como sustrato energético cuando realizamos un trabajo aeróbico, del tipo caminata, natación, bicicleta...

Por eso será muy importante, si queremos perder grasa practicando una actividad física, que nos aseguremos de estar realizando un trabajo aeróbico. Para ello, durante la actividad, nuestro número de pulsaciones no ha de superar el número (180 - edad), o, dicho de un modo más sencillo y mucho más práctico, si podemos seguir hablando mientras desarrollamos la actividad que sea, podemos estar seguros de estar realizando un trabajo aeróbico. Esto explica la imagen que tenemos todos en nuestras retinas de los militares cantando mientras realizan el entrenamiento para ganar resistencia.

Pero no solo es importante que se realice actividad física para quemar grasa, también es importante porque, al realizarla, la persona suda, y gracias a este sudor se eliminan muchas toxinas que al cuerpo le costaría mucho más esfuerzo eliminar si tuviese que hacerlo solo a través de la orina. Y esto potencia, o facilita, el trabajo de depuración y regeneración no solo de la piel, sino de todo el organismo durante el ayuno. Es por este motivo que en muchos retiros de ayuno se incluye también la sauna como estimulante de la sudoración, como defiende Bölling en su libro. Nosotros, en Mi ayuno, haciéndonos eco de esta recomendación, a lo largo del año ofrecemos varios retiros en masías y hoteles con *spa*, donde se facilita también el acceso a una sauna durante el tratamiento.

Pero veamos por partes qué nos depara un ayuno.

Fisiología del ayuno

Las reservas de glucosa que circulan por la sangre están acumuladas en el hígado y en los músculos en forma de glucógeno. Estas duran como mucho dos días y, a partir de ese momento, el cuerpo tiene que empezar a degradar la grasa para producir energía. Lo que marca la diferencia entre las dos fases del ayuno:

PRIMERA FASE DEL AYUNO:

Llamada fase hipoglucémica, dura unas 24 o 48 horas.

En ella, el cuerpo utiliza sus reservas de glucosa para producir energía. Las molestias que se pueden experimentar en esta primera fase, como la inestabilidad, el mareo, la debilidad o la somnolencia, son la consecuencia directa de una posible bajada de los niveles de glucosa circulante en nuestro organismo.

Durante este periodo, en el caso de que el cuerpo no consiga rápidamente restablecer los niveles de glucosa circulante, intenta compensar esta situación utilizando o aumentando la secreción de hormonas del estrés, sobre todo la adrenalina, que provocarán una movilización urgente de las reservas de glucosa musculares y del hígado. Estos niveles altos de adrenalina son la causa muchas veces del insomnio, incluso de la irritabilidad, que aparecen en muchos de nosotros durante esta primera fase del ayuno y que desaparecen, sí o sí, a partir del segundo día, coincidiendo con el inicio de la segunda fase del ayuno.

SEGUNDA FASE DEL AYUNO:

La segunda fase del ayuno es la llamada fase cetogénica.

Se llama así porque, durante ella, el cuerpo empieza a degradar o a utilizar sus reservas de grasa para producir glucosa. En este proceso, que tiene lugar en el hígado, se producen unos subproductos metabólicos conocidos como cuerpos cetónicos.[11] Estos pueden ser utilizados como sustrato energético por el cerebro, el corazón y las gónadas (órganos clave para la supervivencia del organismo). Si, por cualquier motivo, el cuerpo o la persona no los acaba de utilizar, la persona notará situaciones o síntomas derivados de ese mal uso,

11. López Tricas, J. M. (2015). «Cuerpos cetónicos», *Info-Farmacia.com*. Disponible en: <http://www.info-farmacia.com/bioquimica/cuerpos-cetonicos>.

como el mal aliento o un olor muy fuerte en la orina.

A partir del cuarto día, el cuerpo acabará por recurrir a ellos y los síntomas anteriores desaparecerán. En esta segunda fase, el cerebro tiene mucha más energía disponible.[12] Si tenemos en cuenta que el cuerpo degrada a partir del tercer o cuarto día entre 250 y 450 g diarios de grasa, lo que podemos traducir en unas 2.250 o 4.050 kilocalorías (1 gramo de grasa es igual a 9 kcal), además de los cuerpos cetónicos, que pueden ser utilizados como sustrato energético por el cerebro y que ejercen una acción neuroprotectora,[13] a partir de este día de ayuno, no se pasa hambre y las personas nos sentimos cada vez más energizado, a pesar de no estar ingiriendo más de 300 kcal al día.

En esta segunda fase del ayuno, el tubo digestivo ya está en proceso de limpieza, ya que lleva cerca de cuatro días sin tener que hacer la digestión, con lo que todas las células están empezando a renovarse. Estas nuevas células son mucho más funcionales que las anteriores, independientemente de la edad de la persona que practique el ayuno.[14] La explica-

12. Gasior, M.; Rogawski, M. A., y Hartman, A. L. (2006). «Neuroprotective and disease-modifying effects of the ketogenic diet», *Behavioural Pharmacology*, vol. 17, n.os 5-6, pp. 431-439.

13. Mattson, M. P., y Wan, R. (2005). «Beneficial effects of intermittent fasting and caloric restriction on the cardiovascular and cerebrovascular systems», *The Journal of Nutritional Biochemistry*, vol. 16, n.º 3, pp. 129-137. Disponible en: <https://www.ncbi.nlm.nih.gov/pubmed/15741046>.

14. Gomes, L. C.; Di Benedetto, G., y Scorrano, L. (2011). «During autophagy mitochondria elongate, are spared from degradation and sustain cell viability», *Nature Cell Biology*, vol. 13, pp. 589-598.

ción es fácil: durante estos cuatro primeros días, el cuerpo ha tenido tiempo de activar al máximo toda su capacidad depurativa, sobre todo en aquellos órganos cuya función es limpiarlo, especialmente hígado y riñones, que han estado sometidos a un descanso y, por lo tanto, han tenido mucho más tiempo y energía para poder regenerarse.

El hígado filtra diariamente más de dos mil litros de sangre al día; si tenemos en cuenta que un individuo adulto tiene de cinco a siete litros de sangre, nos resultará sencillo hacernos una idea de la importancia que este órgano tiene para mantener la sangre libre de elementos tóxicos que puedan provocar alteraciones a cualquier nivel del organismo. Sin embargo, no todos reaccionamos igual, puesto que la capacidad desintoxicativa del hígado varía de unas personas a otras. Esta variabilidad viene determinada en muchos casos por la genética y en otros está condicionada por los hábitos, sobre todo los alimenticios, de la persona. El hígado degrada principalmente toxinas pesadas o liposolubles, las que se disuelven en grasa, mientras que las toxinas hidrosolubles, las que se disuelven en agua, son eliminadas por lo general por el riñón en un proceso mucho más simple.

Este proceso de desintoxicación hepática tiene lugar en una doble fase:

Fase I: Las toxinas liposolubles se transforman en toxinas «parcialmente» hidrosolubles a través de un proceso enzimático (condicionado genéticamente). En este proceso unas enzimas, que son moléculas capaces de «romper» otras moléculas, cambian la estructura de las toxinas. Estas toxinas «parcialmente» solubles son muy oxidantes y, por lo tanto, suponen un riesgo para las células del hígado; por eso es importante que estas moléculas pasen rápidamente a la siguiente fase.

Fase II: Aquí, estas moléculas se unen a otras y se vuelven totalmente solubles en agua y, por lo tanto, mucho más fáciles de eliminar, ya sea por vía renal o a través del intestino.

Durante el ayuno, el hígado puede realizar esta función con mucha mayor eficiencia debido a dos motivos:

1. Al no comer, los niveles de insulina circulantes son muy bajos, ya que la función de la insulina no es otra que la de ayudar a «entrar» la glucosa dentro de las células y dirigir el exceso de glucosa, que ya no puede entrar en las células, al hígado, para que se transforme en grasa de reserva. Por eso, en condiciones normales, la insulina frena la capacidad que tiene el hígado para desintoxicar y lo pone a trabajar para acumular grasa.
2. Estudios recientes han demostrado que la restricción calórica estimula vivamente la capacidad antioxidante del cuerpo,[15] lo que beneficia mucho la función desintoxicati-

15. Vomund, S.; Schäfer, A.; Parnham, M. J.; Brüne, B., y Von Knethen, A. (2017). «Nrf2, the Master Regulator of Anti-Oxidative Responses», *International Journal of Molecular Sciences*, vol. 18, n.º 12, p. 2.772; y Kulkarni, S. R.; Donepudi, A. C.; Xu, J., *et al.* (2014). «Fasting Induces Nuclear Factor E2-Related Factor 2 and ATP-Binding Cassette Transporters *via* Protein Kinase A and Sirtuin-1 in Mouse and Human», *Antioxididants & Redox Signaling*, vol. 20, n.º 1, pp. 15-30.

va del hígado. Estos mismos mecanismos son los que estimulan la regeneración celular durante el proceso de ayuno.

Todo ello se traduce en una rápida eliminación de líquidos en el cuerpo que justifica la pérdida de peso que sufrimos en los primeros días del ayuno. Una pérdida que, como veremos, en estos primeros días es mucho más rápida que en los días posteriores.

Reseteo neurovegetativo y hormonal

Durante el ayuno, nuestro reloj biológico se pone a cero, lo que quiere decir que se reinician nuestros biorritmos o, dicho de otra manera, que se «resetean» nuestros sistemas neuro: vegetativo y hormonal.

Esto es debido a las dos fases que, como hemos apuntado antes, se suceden durante el ayuno: una hipoglucémica y otra cetogénica. En la primera fase, la hipoglucémica, el sistema nervioso vegetativo trabaja predominantemente en alarma, regulado por la rama simpática del sistema nervioso vegetativo, mientras que, en la segunda fase, la cetogénica, lo hace en la dirección contraria, regulado por la rama parasimpática del sistema nervioso vegetativo, responsable de activar la fase de calma-regeneración a la que estamos sometiendo al organismo.

Esto supone el punto de inicio para el reseteo a nivel global. Este reseteo hormonal se traduce en una gran cantidad de

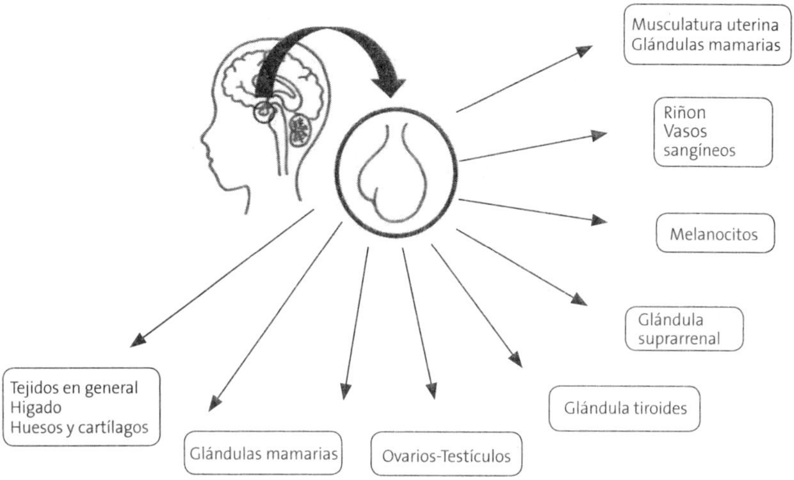

Figura 2. Todos los ejes hormonales parten de la primera señal hormonal, que sale de la hipófisis. [**Ilustración:** María Folch]

beneficios para la persona, entre los que podríamos destacar la recuperación del ritmo normal de sueño. Además, nuestra experiencia nos ha hecho ver cómo muchas mujeres han reequilibrado el ciclo menstrual e incluso tienen el periodo mientras están realizando el ayuno, independientemente de la fase del ciclo en la que se encuentren. Es por eso que nos atrevemos a decir que el ayuno supone un verdadero reseteo, un punto de inicio para todos los ciclos hormonales en la persona, lo que se traduce en una gran sensación de alivio y bienestar.

El bienestar que sentimos durante el ayuno es la consecuencia fisiológica, e inevitable, después de, al menos, cuatro días de ayuno (en la mayoría de los casos y salvo la presencia de determinadas patologías que detallaremos más adelante). Este bienestar es consecuencia directa de dos procesos: el primero, de que disponemos de una mayor cantidad de energía para el cerebro y, el segundo, de que la depuración del agua, para ser más exactos, del líquido extracelular del organismo, garantiza una mejor comunicación entre todas las células del cuerpo.

Este primer aspecto, el incremento de energía del cerebro una vez superada la primera fase hipoglucémica, es la consecuencia de que el cuerpo consiga mantener unos niveles óptimos de glucosa circulante gracias a la degradación de las reservas de grasa (lipolisis), lo que, además, produce el aumento de cuerpos cetónicos (un subproducto metabólico de este proceso de degradación de las grasas).

Está demostrado que los cuerpos cetónicos pueden ser transformados en energía en aquellos órganos de nuestro cuerpo que garantizan la supervivencia: el cerebro y el corazón. De hecho, el cerebro, que es el órgano que consume el veinte por ciento de la energía que producimos diariamente, solo puede producir energía a partir de la glucosa y el glucógeno, que suponen el tres por ciento de las reservas energéticas del cuerpo y de los cuerpos cetónicos (ya que la grasa no atraviesa la barrera hematoencefálica). Por este motivo, si perdemos la capacidad de degradar grasas para utilizarlas como fuente de energía, nuestro cerebro nos empujará a comer alimentos ricos en azúcares cada poco tiempo y, al mismo tiempo, nuestro cerebro tendrá menos energía disponible, con lo que se convertirá en un cerebro mucho menos eficiente, con todas sus consecuencias para el bienestar físico, mental y emocional de la persona.

Un cerebro con suficiente energía es un cerebro que puede generar nuevas conexiones, que le van a servir para encontrar la solución a problemas o a situaciones a los que antes no veía solución o salida, o sea, un cerebro optimista. Como se explica en el libro de Dominique Lanzmann-Petithory *La dietética de la longevidad.*[16]

El segundo aspecto es la consecuencia del proceso de depuración al que se somete nuestro cuerpo. Cuando la actividad digestiva disminuye mucho, lo que implica un ahorro de cerca del treinta por ciento de la energía que produce diariamente, que es la parte que se considera que utiliza el organismo para hacer la digestión de los alimentos que ingerimos, nuestro organismo es capaz, a un ritmo muy superior al de la vida cotidiana, de eliminar las toxinas que se acumulan fuera de nuestras células.

Como veremos más adelante, esto es solo una parte del proceso de depuración que experimenta nuestro organismo durante un ayuno. Además, si el líquido extracelular está más limpio, y especialmente si hay un buen equilibrio electrolítico, de minerales e iones, nuestro cuerpo conducirá mejor la electricidad, lo que garantiza una mejor y más fácil comunicación entre todas las células de nuestro cuerpo, lo

16. Lanzmann-Petithory, Dominique (2002). *La diététique de la longévité*, París: Odile Jacob.

que, a su vez, se traduce en un menor consumo energético y, por lo tanto, favorece todavía más que nuestro cerebro tenga una actitud positiva. Del mismo modo, también disminuye una de las principales fuentes de estrés para el cerebro, que no es otra que la carga tóxica e inflamatoria que tiene nuestro cuerpo.

Hay que tener en cuenta, llegados a este punto, que la carga tóxica del cuerpo es una de las fuentes del estrés que sufrimos en nuestro día a día, ya que por sí sola puede activar toda la actividad hormonal del eje del estrés[17] y, por lo tanto, ser el origen, en parte, de todas las consecuencias negativas que tiene para nuestra salud mantener unos niveles elevados de estrés, que, como bien sabemos, es una de las fuentes principales de enfermedad en nuestra sociedad moderna.

17. Ver: Vassilakopoulos, T.; Zakynthinos, S., y Roussos, C. (con el soporte técnico de M. Economou) (1999). «Strenuous resistive breathing induces proinflammatory cytokines and stimulates the HPA axis in humans», *American Journal of Physiology-Regulatory, Integrative and Comparative Physiology*, vol. 277, n.º 4, pp. R1.013-R1.019, y: Rojas Vega, S.; Strüder, H. K.; Wahrmann, B. V.; Bloch, W., y Hollmann, W. (2006). «Bicarbonate reduces serum prolactin increase induced by exercise to exhaustion», *Medicine and Science in Sports and Exercise*, vol. 38, n.º 4, pp. 675-680.

2.
¿En qué nos beneficia un ayuno?

«Si comes porque te sientes en baja forma, primero oxigénate, hidrátate y estimula tu circulación sanguínea.»

GISBERT BÖLLING

El hambre agudiza el ingenio

A aquellos que dicen que el ayuno es una moda, tratando sin más de despreciar esta práctica, quizás podríamos darles la razón, aunque parezca mentira. Es cierto que, a lo largo de la historia, el ayuno ha estado presente en todas las sociedades, por lo general, coincidiendo con periodos en los que ha habido abundancia, aunque pueda parecer un contrasentido, y en muchos de esos momentos ha parecido que era una moda. Sin embargo, que se pueda considerar una moda no invalida, ni mucho menos, su práctica.

El otro día escuché una frase que justifica este hecho: «Una sociedad con mucho bienestar hace individuos débiles, e individuos débiles generan una sociedad sin bienestar». Un ayuno supone un estrés suave para el organismo que lo hace más fuerte, y esto es necesario para mantener el bienestar en épocas de abundancia y no en épocas de necesidad. Por lo tanto, el ayuno puede ayudar a alargar periodos de bienestar, y creo que es por este motivo que tantas religiones lo proponen como parte de sus doctrinas.

Visto con perspectiva, ahora sabemos que en el momento en que se pone de *moda* el ayuno en cualquier sociedad, lo hace con el objetivo de ser una estrategia depurativa con la que, además de conseguir que las personas pierdan peso, tratar de que ganen bienestar. Esto demuestra que el ayuno, o la restricción calórica, es una estrategia que se adapta a nuestros genes y con la que, a nivel alimenticio, el ser humano acaba obteniendo mucho más bienestar en la carencia que en la abundancia en la que estamos acostumbrados a vivir.

Decir que estamos seleccionados genéticamente desde el paleolítico[18] tiene mucho sentido a nivel evolutivo. En ese periodo de tiempo, el ser humano se organizaba en sociedades cazadoras recolectoras que, en función de la época del año y de otros factores, no necesariamente climáticos, se veían obligadas a pasar periodos de carencia de alimentos.

18. El paleolítico es el periodo de tiempo anterior a la aparición de la agricultura.

No podemos olvidar que la época a la que estamos haciendo referencia supone el noventa por ciento del tiempo que lleva el *Homo sapiens sapiens* sobre la Tierra (125.000 años). O sea, muchísimo tiempo.

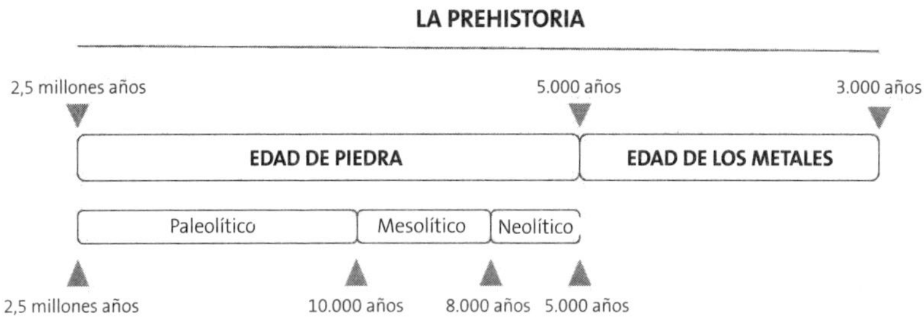

Figura 3: Esquema cronológico de las frases evolutivas del Homo Sapiens. Fuente: <https://historiaybiografias.com/prehistoria/> [**Ilustración**: María Folch]

De hecho, los últimos estudios científicos evidencian cómo nuestra carga genética activa mecanismos que potencian la salud cuando sometemos a nuestro cuerpo a una restricción calórica.[19]

Si nos detenemos a reflexionar, veremos que esto es lógico, ya que, si el noventa por ciento del tiempo que llevamos como especie sobre la Tierra hemos estado sometidos a fases

19. Armandola, E. (2004). «Caloric Restriction and Life Expectancy. Highlights of the 5th European Molecular Biology Organization Interdisciplinary Conference on Science and Society — Time & Aging: Mechanisms and Meanings; November 5-6, 2004; Heidelberg, Germany», *Medscape General Medicine*, vol. 6, n.º 4, p. 16.

de restricción calórica, aquellos individuos que se adaptaban mejor a ella eran los que sobrevivían y los que, por lo tanto, tuvieron descendencia.

Detengámonos un momento a hablar del beneficio y bienestar que el ayuno supone para los seres humanos. Así, *a priori*, podemos pensar que estos beneficios se limitan al tubo digestivo, al sistema inmunitario, al sistema hormonal y a la pérdida de peso, pero en realidad los beneficios que recibimos van mucho más allá. Como veremos más adelante, las mejoras que implica el ayuno se reflejan de un modo integral en el ser humano. De hecho, y luego veremos el porqué, el ayuno es una práctica no solo segura, sino que, además, supone grandes beneficios para la salud humana, y no solo como prevención, sino también como apoyo en el tratamiento de un buen número de patologías más o menos graves, como recoge la literatura científica al respecto.[20]

Sin embargo, ni siquiera necesitamos todas esas referencias para sostener que un ayuno es una práctica segura; parece evidente que, si observamos la naturaleza con detalle, comprobaremos que en ella muchas especies dejan de comer cuando están enfermas o pasan cíclicamente periodos de ayuno o de gran restricción de alimentos durante alguna fase del año con la sana intención de purificarse. También parece lógico que el hombre en la prehistoria pasara por pe-

20. Brandhorst, S.; Choi, I. Y.; Wei, M., *et al.* (2015). «A Periodic Diet that Mimics Fasting Promotes Multi-System Regeneration, Enhanced Cognitive Performance, and Healthspan», *Cell Metabolism*, vol. 22, n.º 1, pp. 86-99.

riodos de restricción calórica cuando escaseaban los recursos alimenticios en algunas fases del año, por lo que, como se ha demostrado *a posteriori*, el ser humano es capaz de adaptarse a periodos de restricción calórica.

Otro dato importante que nos puede confirmar la seguridad y los beneficios de practicar un ayuno es que una gran cantidad de religiones tienen el ayuno como estrategia purificadora o para cultivar el espíritu. No hace falta ser un gran conocedor para recordar esa tradición escrita de casi todas las religiones (en el hinduismo, en el islam con el Ramadán, en el cristianismo con la Cuaresma..., en todas ellas hay gran cantidad de referencias al ayuno en sus libros sagrados).[21]

A modo de pequeño resumen, nos gustaría exponer aquí cómo entienden el ayuno diferentes religiones.

Ayunar existe desde siempre, para limpiarse corporal, mental o espiritualmente.

El ayuno en el catolicismo: En el Nuevo Testamento aparece como una práctica individual y secreta. A lo largo del tiempo, se trasforma en una táctica social en la Semana Santa. El ayuno más conocido es el de Cuaresma, que tiene una duración de cuarenta días. Hoy en día, la Iglesia católica recomienda como días de ayuno el Miércoles de Ceniza y el Viernes Santo.

21. Ver: <https://dailyverses.net/es/ayunar>, <https://bible.knowing-jesus.com/Espa%C3%B1al/topics/El-Ayuno,-Pr%C3%A1ctica-De> y <http://ministeriorestitucion.org/?p=441>.

El ayuno judío: el Yom Kipur: El día de Yom Kipur es el día del arrepentimiento y también el día más santo del año. Ese día está prohibido comer y beber desde la víspera hasta que se acueste el sol del día siguiente.

El ayuno islámico: el Ramadán: En árabe, ayunar significa «abstenerse», es decir, renunciar a comer, a beber, a tener relaciones sexuales, a fumar... Desde la aurora hasta la puesta del sol. El Ramadán, que se realiza el noveno mes del calendario musulmán, es el cuarto pilar del islam y es obligatorio para todos los musulmanes. Durante un mes la vida de los musulmanes cambia para buscar tres objetivos: el dominio de sí mismos, la solidaridad y la misericordia.

El ayuno en el budismo: El ayuno es observado en prácticamente todas las modalidades del budismo en algún momento del año y está considerado una forma de purificación que supone una de las etapas en el camino hacia el autocontrol. Aunque hay distintas escuelas budistas, la más amplia asocia el ayuno a la purificación del karma y se suele practicar durante el mes de Saka Dawa (cuarto mes tibetano).

El ayuno en el hinduismo: el Upavasa: En la religión hinduista, se considera que la gente está obsesionada por lo material. El ayuno permite negar estas necesidades físicas del cuerpo y lograr beneficios en cuanto a la espiritualidad, pues favorece la conexión entre el alma y el cuerpo y ayuda a la comunicación con el Absoluto (Dios).

El ayuno en los mormones: Ayunar significa abstenerse de comer y beber durante un periodo determinado de tiempo. Para los mormones, más que dejar de comer, ayunar significa purificarse y acercarse más a su Padre Celestial. Se ayuna un domingo al mes.

Por último, hay que comentar que sabemos con toda seguridad que ciertas figuras históricas practicaron ayunos a lo largo de su vida: figuras clásicas como Hipócrates, que ya prescribía el ayuno como estrategia terapéutica, otras como Platón y Aristóteles, que lo practicaban asiduamente, y más recientemente figuras ilustres como Benjamin Franklin o Mark Twain, que también hacían alarde de su práctica.

«Ayuno para mejorar mi eficiencia física y mental.»
PLATÓN

«En vez de usar la medicina, mejor ayuna hoy.»
PLUTARCO

«Las mejores medicinas son el descanso y el ayuno.»
BENJAMIN FRANKLIN

«El ayuno es el mayor remedio, el médico interior.
La naturaleza cura, el médico ayuda.»
PARACELSO

«A través del ayuno he logrado una salud perfecta, un nuevo estado de existencia, una sensación de pureza y felicidad, algo desconocido para la mayoría de los humanos.»
UPTON SINCLAIR

«El ayuno puede hacer mucho más por un enfermo que la mejor de las medicinas y el mejor de los doctores, y hablo desde la experiencia personal.»

MARK TWAIN

«Rehusar la comida es más que un placer, es la alegría del alma.»

LEÓN TOLSTÓI

«El ayuno del cuerpo es el alimento del alma.»

JUAN CRISÓSTOMO

«El ayuno es el primer principio de la medicina.»

RUMI

«Si quieres un cuerpo sano, camina y ayuna; si quieres un alma sana, reza y ayuna; caminar ejercita el cuerpo, rezar ejercita el alma, el ayuno limpia el cuerpo y el alma.»

FRANCIS QUARLES

Para terminar, nos parece interesante comentar la historia del doctor Tanner, quien, en Nueva York, en el año 1880, decidió iniciar un ayuno de cuarenta días con el fin de demostrar lo sano que es para la salud, así como para desmitificar la dificultad (peligrosidad) de su práctica. Cabe recordar que en aquella época se creía que ningún ser humano podía seguir con vida después de diez días sin comer, por lo que su experiencia fue seguida con mucha curiosidad y morbo tanto por la comunidad médica como por la sociedad en general.

Tanner consiguió realizar su ayuno de cuarenta días, muy vigilado por muchos de aquellos médicos que no le creían, y su gesta fue seguida internacionalmente por la prensa de la época. Cuarenta días después y con dieciséis kilos menos, volvió a incluir la ingesta de alimentos en su dieta después de haber demostrado al mundo que el ser humano podía vivir más de diez días sin comer, y no solo eso, sino que era beneficioso para la salud. En ningún momento la comunidad médica se acabó de creer que Tanner hubiera estado verdaderamente cuarenta días sin comer y siguió considerando el ayuno como una práctica poco segura y nada recomendable.

Una diana refleja el ser humano

Como hemos visto, en las principales religiones el ayuno forma parte directa o indirecta de su doctrina. En todas ellas, esta práctica se utiliza como una estrategia para elevar el espíritu de la persona, para situarlo en un estadio superior, no como práctica médica. Y eso, por extraño que parezca, nos lleva a Einstein, que decía que todo es materia y energía. Esta afirmación es una de las bases de la física cuántica y, aunque no seguiremos hablando de ella, sí que aclararemos, llegados a este punto, el concepto de beneficio integral del ayuno y su relación con la energía. Nosotros, cuando nos referimos al ayuno y decimos que es un beneficio integral para la persona, en realidad lo que queremos decir es que su práctica repercute en todos los aspectos que conforman la persona.

Para aclarar este punto, utilizamos gráficamente la imagen de una diana. En ella se representan los cinco niveles diferentes, cada uno de los cuales corresponde a un estadio de organización entre la materia y la energía, que conforman el ser humano:

- Primer nivel: es el nivel externo, el más material de todos. Aquel que podemos tocar y ver; no es otro que la estructura formada por la piel, los huesos, las uñas, el pelo, los músculos, los ligamentos, los tendones…
- Segundo nivel: se corresponde con el aspecto bioquímico de la persona. En él encuadramos los procesos digestivos, las vitaminas, los minerales, las hormonas, los neurotransmisores…, que también se pueden medir con distintas analíticas.
- Tercer nivel: el que nos diferencia del resto de los animales, corresponde a la mente consciente. Para nosotros es un sistema que garantiza nuestra supervivencia, que nos sirve, esencialmente, para recordar peligros pasados y generar estrategias de supervivencia que están por venir, que nos evita los peligros en el futuro o nos recuerda el modo de resolverlos con mayor eficiencia. Por eso, siempre que pensamos de forma consciente lo hacemos en pasado o en futuro. Es aquí donde residen los sentimientos, y por eso este nivel empieza a diferenciarnos del reino animal, ya que nuestra mente consciente es muchísimo más eficiente que la de cualquier otro animal.
- Cuarto nivel: corresponde a la mente inconsciente. Sería nuestra parte instintiva, aquella para la que siempre es presente. Y que sufre impactos cuando una situación conflictual no está bien integrada o resuelta por la mente consciente. Como decíamos, para la mente inconsciente siempre es

presente, por eso un impacto a este nivel genera una memoria física, en el cuerpo (emoción), que, de no ser desbloqueada, puede condicionarnos el resto de la vida. Así se explica que una mala experiencia en la infancia o en la adolescencia pueda seguir afectándonos cincuenta años después. En este nivel se encuentran las emociones que siempre van asociadas a sensaciones corporales (nudo en la garganta, opresión en el pecho, molestias en la cabeza…).

- Quinto nivel: este último nivel hace referencia a la denominada quintaesencia de la persona. Energéticamente es lo que la persona verdaderamente es. Y, desde nuestro punto de vista, siempre es puro y perfecto. Es cierto que hay personas que no son *ecológicas*, es decir, que no respetan lo que las rodea y hacen sufrir en mayor o menor medida a quienes están a su alrededor, pero ese hecho expresa el sufrimiento de esa esencia pura en cualquiera de los otros cuatro niveles.

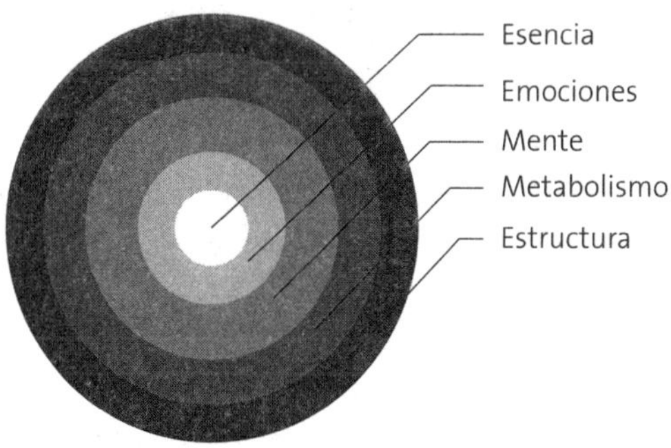

Figura 4. Esquema de la diana (Jesús Domínguez) que pretende reflejar los distintos niveles de organización de la materia y la energía en el ser humano.

Todos estos niveles están, obviamente, interrelacionados. Y, por lo tanto, cuando uno se ve afectado, repercute, en mayor o menor medida, en los otros cuatro niveles.

Cuando decimos que en terapia nuestro objetivo es conseguir que la persona sea lo que verdaderamente es, a lo que nos referimos es a que hay que conseguir eliminar el sufrimiento, el padecimiento, de los cuatro primeros niveles para que el quinto se exprese lo más cerca posible de su potencial, o sea, alcance la felicidad. Y, para conseguirlo, creemos firmemente que el ayuno es la principal estrategia natural, ya sea por sí misma o en combinación con otras terapias. De ahí la sensación de plenitud que la persona siente cuando finaliza un retiro en Mi ayuno. Para potenciar los beneficios de un ayuno en cada uno de estos niveles, Mi ayuno cuenta con un equipo multidisciplinar formado por quince profesionales de diferentes ámbitos de la salud, todos ellos con la máxima cualificación en su ámbito concreto y con una amplia red de contactos en toda España que satisfacen, de un modo personalizado, todas y cada una de las necesidades de nuestros clientes durante o después de los retiros de Mi ayuno.

Detallemos el modo en que el ayuno beneficia a cada uno de los niveles anteriores haciendo referencia a la diana que comentábamos antes.

Primer nivel. Estructura

La piel de una persona que ha realizado un ayuno mejora en cuanto a su hidratación, brillo, elasticidad... durante los primeros días del ayuno. Esto sucede porque, como se ha demostrado recientemente, el cuerpo sometido a una restricción calórica elimina aquellas células menos funcionales y activa la generación de nuevas células mucho más eficientes. Este fenómeno se denomina autofagia y el estudio de este mecanismo sirvió a Yoshinori Ohsumi para conseguir el premio Nobel de Medicina y Fisiología en 2016.[22] Eficientes quiere decir que hacen su función consumiendo menos energía y produciendo menos residuos. Muchos autores han demostrado que la restricción calórica activa unos genes que mejoran muchísimo la capacidad antioxidante del cuerpo.[23]

Este aspecto condiciona una renovación de los tejidos que es particularmente evidente en aquellos tejidos que tienen una tasa de renovación más rápida. Estos son, sobre todo, aquellos que están en contacto con el medio exterior: especialmente la piel y la mucosa del tubo digestivo. En concreto, en la piel es patente desde los primeros días del ayuno. A nivel muscular, si a la restricción calórica le añadimos actividad física, como hemos comentado antes, la renovación muscular es óptima. Lo que se traduce en una disminución de la proporción masa grasa por masa magra al final del ayuno.

22. Forssmann, A. (2016). «El japonés Yoshinori Ohsumi recibe el Premio Nobel de Medicina 2016», *National Geographic España*. Disponible en: <https://www.nationalgeographic.com.es/ciencia/actualidad/japones-yoshinori-ohsumi-recibe-premio-nobel-medicina-2016_10745>.

23. Zhang, Y.-K.; Wu, K. C., y Klaassen, C. D. (2013). «Genetic Activation of Nrf2 Protects against Fasting-Induced Oxidative Stress in Livers of Mice», *PLoS One*, vol. 8, n.º 3, p. e59122.

Si pensamos en cómo repercute en los ligamentos, meniscos, tendones y cartílagos, que son básicamente tejidos blancos porque no reciben mucho aporte sanguíneo, el beneficio de mejorar su oxigenación por los mecanismos que hemos visto antes, así como su hidratación, se traduce en un aumento de la elasticidad y la resistencia de estas estructuras. Además, se benefician muchísimo de la acción antiinflamatoria[24] que supone el ayuno para todo el organismo.

A nivel óseo, el proceso de depuración que experimenta el organismo durante un ayuno se traduce en una menor necesidad de utilizar los iones que fijan el calcio al hueso para equilibrar el pH sanguíneo. La mejoría más conocida la notamos en una enfermedad tan frecuente como la osteoporosis, que no es otra cosa que la pérdida de calcio de los huesos. Sin embargo, merece la pena aclarar que el hueso pierde calcio porque, como acabamos de decir, el organismo necesita los iones de carbonato y fosfato que fijan este calcio a los huesos para equilibrar el pH sanguíneo. Por eso, si se padece osteoporosis, conviven procesos de hipercalcificación a otros niveles: ligamentos, cartílagos, arterias..., como vemos en otros procesos degenerativos articulares, como la artrosis. Con esto no queremos decir que un ayuno resuelva ninguna de las enfermedades anteriores, pero sí que ayunar predispone a que estos procesos no avancen tan rápidamente

24. Youm, Y. H.; Nguyen, K. Y.; Grant, R. W., *et al.* (2015). «The ketone metabolite-hydroxybutyrate blocks NLRP3 inflammasome–mediated inflammatory disease», *Nature Medicine*, vol. 21, pp. 263-269.

y a que en la medida de lo posible se vuelvan asintomáticos, ya que la velocidad de renovación de las células de huesos, ligamentos y cartílagos es muchísimo más lenta que la tasa de renovación de otros tejidos del cuerpo. Se considera que la tasa de renovación de los huesos es de diez años, lo que quiere decir que en ese tiempo todas las células de los huesos son renovadas, mientras que las células de los epitelios digestivos como el estómago, por ejemplo, se renuevan en cinco días, las de la piel, en catorce días, las células sanguíneas, en ciento veinte días, las del hígado, en trescientos o quinientos días y las células musculares, en quince años.

Segundo nivel. Aspecto bioquímico

Los beneficios que se obtienen a este nivel son los que se consideran los clásicos del ayuno. Los que condicionan, sobre todo, una depuración del organismo y que, en gran medida, son los responsables de la pérdida de peso durante el ayuno, que en nuestra sociedad es uno de los objetivos que más gente espera obtener, sin ser conscientes de los otros beneficios derivados de esta práctica. Sobre todo la primera vez que hacen un ayuno; conforme van repitiendo, su percepción del ayuno se modifica y ya no lo practican solo para adelgazar, sino que esperan, también, recibir otros beneficios.

A nivel digestivo, los beneficios son consecuencia del reposo que, durante un ayuno, experimenta todo el tubo digestivo y que hace que todas las células de la mucosa digestiva se renueven durante la primera semana del ayuno.

Esto se traduce en que, durante el periodo de ayuno, desaparezcan la mayoría de los síntomas o molestias que, previamente, la persona pudiera padecer a este nivel. Aunque no siempre se resuelven definitivamente todas las molestias tras el ayuno.

En los casos en que no se solucione completamente, tras el ayuno será necesario consultar con un profesional para acabar de resolverlos.

Otro aspecto que mejora extraordinariamente durante el ayuno es la capacidad de desintoxicar, de depurar, el organismo. Esta acción es responsabilidad, sobre todo, del hígado y del riñón. Durante este periodo de tiempo estos órganos no tienen que participar en el proceso digestivo y pueden concentrar su energía en la depuración. Esto se traduce, como hemos podido observar en cientos de nuestros clientes, en una mejora de la calidad de las grasas en el organismo (disminución o normalización de los niveles de colesterol), una mejora de la gestión de los azúcares (normalización de los niveles de glucosa y de insulina en sangre) y una normalización de la tensión arterial (que es responsabilidad, en gran medida, del riñón).

Esta acción depurativa del organismo es mucho más profunda de lo que podría parecer debido a que, al no hacer la digestión, las enzimas digestivas (moléculas que degradan estructuras, es decir, que las hacen más pequeñas) pasan al torrente sanguíneo y ejercen su acción «destructiva» sobre las células «viejas» que ya son poco funcionales (fenómeno de autofagia), pero, además, ayudan a degradar toxinas que «intoxican» e inflaman el organismo. Esta acción antiinflamatoria de las enzimas digestivas está ampliamente documentada en la literatura científica.[25]

Estas enzimas actuarán prioritariamente sobre productos de desecho acumulados y toxinas acumuladas en la grasa de nuestro cuerpo (quistes, forúnculos, mucosidades, pus, cristales de ácido láctico acumulados en las articulaciones...), lo que se traducirá en una rápida movilización de estas toxinas. Esta situación puede provocar molestias similares a las de una resaca, dolores de cabeza, mareos, cansancio e irritabilidad, y condicionar cuando son excesivas (cosa que ocurre con relativa frecuencia). Si el hígado o los riñones no son capaces de eliminar estas toxinas, rápidamente aparecen depositados en la piel en forma de granos o rojeces, una capa blanca o amarillenta en la lengua o hacen que el aliento sea fétido y el sudor sea más fuerte que habitualmente. Todos estos síntomas desaparecerán en un plazo no superior a tres o cuatro días, aunque en casos extremos puede ser necesario suspender el ayuno y hacer una buena preparación para el siguiente ayuno (como veremos en el capítulo correspondiente), ya que estos síntomas son la máxima expresión de un organismo fuertemente intoxicado que se va a beneficiar al máximo de la práctica del ayuno.

25. Anderson, A. J. (1969). «Effects of lysosomal collagenolytic enzymes, anti-inflammatory drugs and other substances on some properties of insoluble collagen», *Biochemical Journal*, vol. 113, n.º 3, pp. 457-463.

Todo ello se resuelve, como comprobamos en Mi ayuno, en una mejor hidratación del organismo. Este es un aspecto mucho más importante de lo que pueda parecer, ya que una mejor hidratación se traduce en una mejor calidad del agua o, mejor dicho, del líquido extra e intracelular. Entender la diferencia entre agua y líquido es muy importante. Mientras que el agua es solo H_2O, un líquido es agua con elementos en disolución, lo que cambia extraordinariamente sus propiedades; por ejemplo, un líquido es conductor de la electricidad, mientras que el agua no, si no tiene otros iones en disolución. Este aspecto es fundamental, ya que el líquido corporal es uno de los medios que utiliza nuestro organismo para transmitir información y, cuando la transmisión de esta información no es correcta, tiene múltiples consecuencias.[26]

El líquido extracelular cumple con múltiples funciones, entre las que destacan ser el medio a través del cual las células reciben todos aquellos elementos indispensables para su correcta función. A su vez, es el vehículo a través del cual viaja la información que hace que, en todo momento, cada célula del cuerpo sepa lo que está pasando a cualquier nivel. Esta información viaja a una velocidad superior a la de la luz[27] y esto hace indispensable que el líquido extracelular esté lo más «limpio» posible, ya que, cuanto mejor sea la co-

26. Más información al respecto en el capítulo 5: «Los beneficios del ayuno».
27. Cohen, S., y Popp, F. A. (2003). «Biophoton emission of the human body», *Indian Journal of Experimental Biology*, vol. 41, pp. 440-445.

municación entre las células del cuerpo, mayor sensación de bienestar tiene la persona.

El líquido intracelular es el lugar en el que ocurren todas las reacciones bioquímicas en el cuerpo. A nivel hormonal, durante el ayuno se produce un verdadero reseteo. Esto es debido, principalmente, a dos aspectos:

- El primero está relacionado con la disminución de los niveles de insulina circulantes, consecuencia de la no ingesta de alimentos con una elevada carga glicémica. Para entender la importancia de este hecho, hay que saber que la insulina es la única hormona que, al actuar, disminuye los niveles de glucosa en sangre. En nuestro primer mundo, por nuestra manera de comer y por el ritmo de vida que llevamos, los niveles de insulina en la población son de media muy altos, y esto se relaciona directamente con la mayoría de las enfermedades que afectan a la población del primer mundo[28] y que año tras año aumentan su incidencia en la sociedad: obesidad, riesgo cardiovascular, diabetes *mellitus*, hipertensión arterial, hipercolesterolemia y cáncer. Una evidencia de esto último es el hecho de que las células cancerígenas solo pueden alimentarse con glucosa y que las únicas células del cuerpo que no utilizan la glucosa para producir

28. DeFronzo, R. A., y Ferrannini, E. (1991). «Insulin Resistance: A Multifaceted Syndrome Responsible for NIDDM, Obesity, Hypertension, Dyslipidemia, and Atherosclerotic Cardiovascular Disease», *Diabetes Care*, vol. 14, n.º 3, pp. 173-194.

energía, ya que tienen un metabolismo exclusivamente aeróbico, que, como hemos visto antes, solo puede utilizar la grasa como sustrato energético, son las células musculares cardíacas. Esta es una de las razones por las que el cáncer de corazón es una patología muy extraordinaria, con una incidencia menor del 0,1 de los casos de cáncer.[29]

- El segundo aspecto que tiene que ver con el reseteo hormonal es la regulación hipotalámica que tiene lugar durante un ayuno. El hipotálamo es una glándula del cerebro que le informa de lo que pasa fuera del cerebro y en un ayuno se resetea durante los primeros días para recuperar la sensación de hambre y de sed, información básica que tendría que transmitir al cerebro, pero que, en nuestro primer mundo, por nuestra manera de comer y, sobre todo, de beber, deja de hacer, para informar básicamente del estrés que percibe en el cuerpo. Si no tenemos sed, podemos tener ansiedad, dolor o hambre feroz. Esto es debido a que los receptores para la sed se adaptan muy rápidamente y dejan de enviar esta información para enviar un mensaje erróneo. Algo que sucede más frecuentemente en mujeres que en hombres.

Durante el ayuno, al resetearse el hipotálamo, todos los ejes hormonales se reinician, lo que se traduce en una mayor eficiencia que la persona siente especialmente al finalizar el ayu-

29. «Tumores cardiacos», Hospital Universitario Central de Asturias, Área del Corazón (2006). Disponible en: <http://www.hca.es/huca/web/contenidos/servicios/cardiologia/colgarweb/tumores.pdf>.

no. Por ejemplo, la mejor y mayor eficiencia de la glándula tiroides hace que la persona tenga la sensación no solo de disponer de más energía, sino también de tener una mejor gestión del tiempo. Los días posteriores al ayuno la persona tiene la sensación de que va más lenta, pero realmente hace el mismo trabajo que ha realizado siempre. Es como si vas un rato por la autopista a 120 km/h y, por cualquier motivo, el tráfico se ralentiza y tienes que disminuir a 100 km/h, tendrás la sensación de ir lento. Sin embargo, si durante un rato vas a 80 km/h y de repente puedes ir a 100 km/h, tendrás la sensación de ir rápido. Lo mismo pasa con nuestras reacciones corporales asociadas al ayuno.

Otro aspecto importante que se relaciona con la mayor eficiencia en el momento de producir energía corresponde al reajuste del eje HPA (hipotálamo, hipófisis, suprarrenal) que se traduce, a su vez, en una mayor eficiencia en el momento de producirla. Eso hace que las glándulas suprarrenales y las tiroides trabajen de un modo más compensado. Llegados a este punto, debemos saber que las suprarrenales son las glándulas que producen hormonas para gestionar el estrés y cuya acción genéricamente consigue movilizar las reservas de glucosa y grasa para producir energía, mientras que la acción de las hormonas tiroideas a nivel celular activa los mecanismos de oxidación de la glucosa o la grasa para transformarlas en energía.

Si las dos glándulas no funcionan equilibradamente, la producción de energía no será eficiente. Si retomamos el símil del coche, no producir energía eficientemente sería como ir a 60 km/h en primera o en quinta marcha, mientras que ser eficiente metabólicamente es como ir a 60 km/h en tercera, lo que nos permite, en un momento dado, acelerar o subir una pendiente sin problemas, mientras que eso mismo no puede hacerse en las situaciones anteriores.

Otra evidencia de este reseteo a nivel hormonal que hemos comprobado en nuestros retiros en Mi ayuno, y que hemos comentado anteriormente, es que a muchas mujeres se les reinicia el ciclo menstrual durante el ayuno, independientemente de la fase del ciclo en la que se encontraran al empezar. De hecho, una de las indicaciones clásicas del ayuno es aumentar la fertilidad tanto en hombres como en mujeres.

Por último, para acabar con este nivel y como habíamos dicho al inicio de este apartado, solo hay que recordar que el ayuno estimula mucho la acción antiinflamatoria del organismo y, por nuestra experiencia, reforzada por una numerosa evidencia científica, es la intervención más antiinflamatoria que se conoce. Para entender este efecto del ayuno hay que entender que la respuesta inflamatoria es una reacción de nuestro sistema inmunitario que tiene como objetivo reparar el daño sufrido por un tejido, ya sea por una agresión física o química. Cuando hablamos de reacción inmunitaria, hemos de tener en cuenta que el sesenta por ciento de las células inmunitarias del organismo se encuentran en el intestino y protegen al organismo de cualquier posible agresión que pueda venir de la alimentación a través del tubo digestivo. Por este motivo, una mala alimentación o una mala digestión pueden condicionar una hiperactividad del sistema inmunitario debido al exceso de fermentación o putrefacción que puede darse en el intestino. Esta hiperactividad del sistema inmunitario se considera en la base de cualquier enfermedad autoinmune o inflamatoria como, por ejemplo, la artritis reumatoide, la espondilitis anquilosante o la esclerosis múltiple, entre otras.

Para todas estas enfermedades, el ayuno, que, como ya hemos dicho antes, produce inevitablemente una limpieza y una renovación profunda de todo el tubo digestivo, favorece que el sistema inmunitario disminuya mucho su hiperactividad, lo que produce una mejora muy rápida en toda la sintomatología inflamatoria que pueda experimentar la persona. Con esto no queremos decir que el ayuno resuelva definitivamente estas enfermedades, pero sí que puede ser una importante ayuda para controlar su progresión. En casos de inflamaciones agudas, el ayuno ayuda a resolverlas mucho más rápidamente que otras estrategias naturales.

Tercer nivel. Mente consciente

Este tercer nivel, que, como hemos visto al principio de este capítulo, se refiere a la mente consciente, a la mente pensante, durante el proceso de ayuno se calma, especialmente a partir del tercer día, como consecuencia inevitable de la disminución de los factores de estrés.

Llegados a este punto, es importante explicar que el cerebro, y concretamente una zona de este llamada corteza cingular anterior, está en todo momento analizando información de tres ámbitos:

1. Lo que pasa fuera de cuerpo.
2. Lo que pasa dentro del cuerpo.
3. Lo que la mente consciente piensa que va a pasar en el futuro.

Del sumatorio de estas tres informaciones, esta zona decide activar, o no, la respuesta de estrés si se requiere.

Durante un ayuno, la información del interior del cuerpo se silencia. Por lo tanto, la sensación de estrés disminuye muchísimo. Además, como hemos visto antes, el cerebro tiene mucha más energía disponible, lo que facilita pensar, que no es otra cosa que analizar la situación percibida por la persona con el hemisferio izquierdo, el que rige la lógica, y pasar esta información al hemisferio derecho, el que rige la imaginación, para que imagine una solución (en individuos zurdos, generalmente suele ser al revés). Este proceso permite encontrar soluciones a los problemas con mayor facilidad.

Una vez que la persona regresa a su vida normal, se siente menos estresada, ya que experimenta una notable disminución de su sensación de estrés, de su sensación de alarma sin que las condiciones externas –trabajo, familia, pareja...– hayan cambiado durante la semana de ayuno.

Esta sensación es la que hace que la mayoría de nuestros clientes repitan estancias en Mi ayuno, ya que buscan reencontrarse con esa sensación de calma y plenitud tras el ayuno. De alguna manera, se produce una reconexión con ellos mismos.

Cuarto nivel. Mente inconsciente

Este nivel no mejora estrictamente durante el ayuno, pero sí que durante esta práctica se puede trabajar mejor. Por eso en muchos programas de ayuno, y en Mi ayuno también, se potencia muy especialmente el trabajo a nivel emocional, ya que es un momento muy favorable para ello.

Cuando la persona se siente más tranquila y más energetizada es un momento ideal para liberar aquellas emociones que, acumuladas en el cuerpo, condicionan en muchos casos el día a día. Por eso en Mi ayuno recomendamos hacer trabajos de introspección o de liberación emocional para aprovechar el periodo de ayuno.

Cuando hablamos de emociones, por extraño que parezca, estas se sienten en el cuerpo. Durante un ayuno se consigue una sensación de bienestar que corresponde a la liberación de los bloqueos que estas emociones generan en el cuerpo. Gisbert Bölling en su libro *El ayuno*[30] dice que, en el cuarto día de ayuno llega a nosotros la seguridad, a la que le siguen la serenidad y la felicidad conforme avanzan los días. Nuestra experiencia nos dice que, para nuestros clientes, la sensación predominante el tercer día del ayuno es la seguridad. Para nosotros, esa sensación de seguridad es muy importante, por eso tratamos de potenciarla en Mi ayuno gracias al seguimiento, soporte y acompañamiento que nuestros clientes tienen durante un retiro. A partir de este momento, la serenidad es la sensación predominante en el cuarto día

30. Bölling, G. (2007). *Le Jeûne*, París: La Plage.

y la felicidad, el estado predominante el quinto día. Esta secuencia de sensaciones es la que buscan la mayoría de las personas que repiten el programa de Mi ayuno, a diferencia de la búsqueda de la pérdida de peso, que era lo que trataban de conseguir al hacer un ayuno por primera vez.

Todas estas sensaciones son lógicas, fisiológicas e inevitables, puesto que traducen a nivel mental todos aquellos beneficios derivados de las adaptaciones fisiológicas que hace nuestro organismo frente a las privaciones a que hemos sometido nuestro cuerpo, como hemos detallado anteriormente. Esto tiene que hacernos reflexionar en dirección contraria. Es decir, muchas veces nos sentimos inseguros, alterados e infelices como consecuencia de tener una sobrecarga tóxica en el organismo, unos músculos débiles y muchos procesos inflamatorios de bajo grado generalizados en el organismo. Pero, evidentemente, «la responsabilidad de nuestros males» intentamos encontrarla (y siempre la encontramos) fuera de nosotros, y será alguien de nuestro entorno, familia, trabajo... el responsable de nuestra infelicidad, de nuestra ansiedad..., cuando gran parte de estas situaciones pueden resolverse cuidando nuestra salud. En este sentido, nosotros defendemos que, por nuestra experiencia, un ayuno de seis días es una experiencia que no cambia nuestro entorno, pero sí, y mucho, nuestra manera de percibirlo.

Quinto nivel. Quintaesencia

Este nivel corresponde a lo que algunos denominan quintaesencia de la persona; otros, espíritu o, incluso, alma. Para nosotros sería la esencia de la persona, es decir, lo que la persona verdaderamente es. Desde nuestro punto de vista, siempre es puro y perfecto. Sin embargo, algunas personas tienen actitudes que podrían hacer pensar lo contrario, ya que hacen sufrir a los demás. Desde nuestro punto de vista, estas situaciones que evidencian el padecimiento de esta esencia pura son consecuencia de bloqueos o sufrimiento en alguno de los otros cuatro niveles. Por lo tanto, aunque durante un ayuno no se observan cambios a este nivel, sí que nos permite expresarlos más cerca de él. Para nosotros no hay ninguna intervención que pueda influir a este nivel.

De este modo, con el ayuno conseguimos acercarnos mucho a nuestro objetivo primordial en terapia, que no es otro que el de conseguir que la persona sea lo que verdaderamente es, en un amplio sentido de la expresión.

Cuando decimos «lo que la persona verdaderamente es», nos referimos a esa energía esencial que unas religiones llaman alma o espíritu de la persona. Sin entrar en polémicas, ya que a este nivel todos tenemos una visión y una interpretación muy personal difícilmente demostrable, nosotros creemos que esa «energía» (que ni se crea ni se destruye, solo se transforma) es la que se «materializa» en el momento de la concepción y se libera de la materia en el momento de la muerte. Durante el proceso de la vida, esa «energía» se somete a una serie de «pruebas» en forma de dificultades más o menos intensas cuyo objetivo es el perfeccionamiento como proceso de evolución. Para nosotros, este proceso puede repetirse varias veces, hasta que esa «energía» alcanza un nivel determinado en el que ya no precisa evolucionar más, aunque insistimos que este es nuestro particular punto de vista y no pretendemos convencer a nadie sobre este tema. Esta visión no está muy alejada de la visión de algunas religiones como el budismo o de algunas concepciones de la vida muy antiguas (previas a la aparición de las principales religiones monoteístas), como describen viejos alquimistas que referencian la tradición hermética, como Hermes Trismegisto, a quien se le atribuyen las escrituras filosóficas que sientan las bases de la alquimia recogidas en la tabla Esmeralda.

Cambios durante el ayuno

Muchos son los cambios, lo hemos visto, que tienen lugar en nuestro cuerpo durante el ayuno. Si no se ingieren líquidos, el que se observa más rápidamente es la deshidratación, por eso, en Mi ayuno no nos cansamos de hacer hincapié en la importancia de tener un buen aporte hídrico durante el ayuno. No podemos olvidar en ningún momento que se considera que una pérdida de agua de un diez por ciento del peso corporal tiene efectos nocivos en el organismo, y debemos evitarlo, y que una pérdida de veinte o veinticinco por ciento sería mortal.

Los síntomas aparecerían rápido: primero notaríamos que no producimos orina ni sudor, pero rápidamente notaríamos letargo y somnolencia, síntomas que irían aumentando y serían cada vez más graves con mayor pérdida de agua.

La frecuencia cardíaca y la frecuencia respiratoria aumentarían para compensar la disminución del volumen del plasma sanguíneo y de la presión arterial. A su vez, la temperatura corporal podría aumentar para compensar la disminución de la sudoración.

En todo momento, a la hora de hacer un ayuno será importante conocer el estado funcional de los riñones para ver qué tipo de ayuno se puede llevar a cabo, ya que el riñón es el principal órgano en eliminar las toxinas de nuestro cuerpo.

Otro de los cambios que tienen lugar durante el ayuno es la disminución de la leptinemia. La leptina (del griego *leptos* delgado), conocida como la hormona OB (obesidad), es una hormona producida principalmente por los adipocitos (células grasas). Los niveles circulantes de leptina en nuestro cuerpo son proporcionales a la cantidad de grasa corporal, que es la encargada de regular el peso.

Otra de las moléculas que debemos tener en cuenta durante el ayuno es el aminoácido glutamina, que posee dos átomos de nitrógeno (normalmente, las moléculas solo poseen un átomo de nitrógeno). Esta característica la convierte en una molécula ideal para proporcionar nitrógeno a las actividades metabólicas del cuerpo. Su biosíntesis en el cuerpo ayuda a «limpiar» de amoníaco algunos tejidos (tóxico en concentraciones elevadas), en especial el cerebro, y a trasladarlo a otras regiones del cuerpo. La glutamina se encuentra en grandes cantidades en los músculos del cuerpo (casi un sesenta por ciento del total de aminoácidos), así como en la sangre, y su presencia se emplea para la síntesis de proteínas (fundamental para la reparación del daño en los tejidos). Los niveles de glutamina en sangre son a veces indicadores de algún trastorno, y es muy necesaria en una serie de circunstancias en las que se hace necesario consumir glutamina, porque tiene beneficios para nuestro organismo:

- En situaciones de estrés.
- Para evitar diarreas y mala absorción de nutrientes.
- Cuando hay traumatismos musculares o golpes.
- Cuando existe un proceso de recuperación de cualquier tipo de lesión.
- Durante entrenamientos intensivos.
- Cuando se detecta una infección en los músculos o en la piel.
- Si presenta quemaduras de cualquier grado.
- En caso de presentar agotamiento físico.
- Desórdenes alimenticios que provocan de alguna forma que el cuerpo utilice su propio músculo como fuente de energía, lo que se conoce como catabolismo muscular.
- Determinadas patologías o enfermedades relacionadas con la práctica del deporte de alta intensidad o gran resistencia física.

Por eso es importante, a lo largo de todo el proceso de ayuno, llevar un autocontrol de algunas variables y conocer así cómo nuestro cuerpo está reaccionando durante el ayuno.

Los controles que debemos realizar para tener la seguridad de que nuestra salud no peligra son bastante sencillos:

- Debemos controlar nuestro peso: nos permite ver si perdemos agua, grasa o músculo.
- Debemos controlar la temperatura: nos ayudará a ver si necesitamos calor o frío. Durante el ayuno, el metabolismo basal desciende, por ello se suele tener más frío que normalmente.
- Debemos controlar la presión arterial. Así sabremos cómo reacciona nuestro corazón y el aparato circulatorio. En general, durante el ayuno, la presión arterial disminuye y el pulso aumenta.
- Debemos observar la orina: podemos mirar el color, medir el pH, valorar la cantidad (si es poca, podemos estar en riesgo de deshidratación o, por lo menos, no estaremos depurando correctamente), podemos saber por el olor (si es fuerte o no) en qué fase del ayuno estamos y si estamos desintoxicando más o menos.
- Debemos tener un control de las heces, así como de todas las sensaciones digestivas que notemos durante el ayuno.

3. Tipos de ayuno

Una vez definido qué es y cómo responde el organismo a un ayuno, hay que definir las diferentes maneras de realizarlo. Sin embargo, antes nos gustaría hacer una observación. Hacer un ayuno, así como sus beneficios descritos y justificados ampliamente a lo largo de este libro, depende tan solo de la voluntariedad o no de no ingerir alimentos sólidos, ya que la primera diferenciación que debemos tener en cuenta entre tipos de ayunos sería esta: si el ayuno es voluntario o no.

Si el ayuno no es voluntario, entonces, obviamente, no solo no tiene los beneficios que describimos en este libro, sino que consideramos que es o puede ser muy perjudicial para la salud. Esta observación puede parecer banal, pero no lo es. No disponer de alimentos o no tener la posibilidad de comer en un momento dado, como sí ocurre durante un ayuno voluntario, supone un estrés demasiado fuerte para el organismo que le impide adaptarse a la restricción calórica y generar los cambios positivos que hemos descrito anteriormente.

Así mismo, no nos gustaría que pareciera que en este libro, al defender el ayuno, minimizamos la importancia que tiene el hecho, que debemos tratar de solucionar, de que en muchos países del tercer mundo la malnutrición sea, de verdad, un problema que provoca millones de muertos anualmente.

Como hemos visto, a lo largo de la historia de la humanidad, el ayuno se ha practicado por motivos de carencia de alimentos, de religión o de purificación. Las primeras experiencias en restricciones calóricas controladas científicamente datan de no hace demasiado tiempo, de 1915. Ese año, Benedict estudió a una persona que había ayunado durante treinta y un días durante los que solo bebió agua. A partir de entonces empezaron a realizarse estudios:

- En Alemania, nación de los *heilpraktikers*, médicos curativos o naturópatas, preconizaron el ayuno los doctores Adolf Mayer, S. Möller, Riedlin, Kapferer y Buchinger, entre otros.
- El doctor Otto Buchinger, tras sufrir una artritis reumática grave que le obligó a dejar su cargo por invalidez, experimentó medicinas alternativas y dos años más tarde se sometió a un tratamiento de ayuno de tres semanas. El éxito fue total y sus dolores desaparecieron. En 1920 creó un hospital y dedicó sus trabajos a una dimensión natural de la medicina. En 1935 publicó su obra principal, *El ayuno terapeútico*, que sigue siendo hoy en día una obra de referencia.
- En Norteamérica, el doctor Edward Hooker Dewey, de quien se dice que llegó a curar a un enfermo de tifus con un ayuno de treinta y cinco días. Una discípula suya, Linda Hazzard, trabajó para perfeccionar el método de su maestro y llegó a supervisar ayunos terapéuticos de hasta setenta y cinco días.
- En Suiza, en 1927 Claude Louis Berthollet, químico y médico suizo, escribió un documento sobre el ayuno.

- La escuela rusa lleva más de cuarenta años haciendo estudios sobre el ayuno. En el país, el ayuno está considerado una terapia científica válida y se reconoce útil para tratar diversas patologías.

Hecha esta observación, ahora sí, pasamos a hablar de las diferentes estrategias para realizar un ayuno voluntario y obtener de él todos los beneficios posibles para nuestra salud. Las diferentes estrategias que planteamos permiten adaptarse a las condiciones de salud, disponibilidad de tiempo y objetivo que rodean a cada una de las personas en el momento de plantearse realizar un ayuno.

Aunque todos los ayunos tengan los mismos beneficios, no podemos obviar que cada uno se adapta mejor o peor a diferentes situaciones y condiciones personales. De ahí que sea muy importante conocer la motivación o la excusa de cada persona se da para realizarlo. Este aspecto es clave, ya que es la chispa que genera el cambio y, por lo tanto, será fundamental tener en cuenta el objetivo para determinar qué tipo de ayuno es el más indicado en cada caso.

Básicamente, podemos distinguir dos tipos de ayunos:

1. **Ayunos continuos**, en los que la abstinencia de tomar alimentos sólidos se lleva a cabo durante un número variable de días consecutivos.
2. **Ayunos intermitentes**, en los que el proceso de ayuno se lleva a cabo durante unas determinadas horas al día o durante un número de días a la semana.

Ayunos continuos

En este grupo se incluyen los ayunos clásicos, en los que solo se ingieren líquidos, ya sean zumos y caldos o solo agua. Aquí podemos distinguir:

AYUNO TIPO BUCHINGER

Este es el tipo de ayuno que practicamos en Mi ayuno y el más reconocido a nivel científico en la actualidad.[31] En España, además, tenemos el privilegio de contar con una clínica desde hace más de cuarenta años que lo difunde.

Si elegimos realizarlo, la rutina consiste en tomar un zumo por la mañana a base de frutas y verduras y un caldo de verduras (colado) por la noche. Además, se autoriza un aporte de miel e infusiones a lo largo del día. Por lo general, este ayuno debe acompañarse de actividad física con el fin de eliminar toxinas y movilizar la grasa, lo que facilitará la pérdida de peso.

La diferencia con otros ayunos radica en que, en este caso, a lo largo del día se realiza actividad física de tipo aeróbico, más o menos intensa según la persona, lo que favorece en gran medida el proceso depurativo. Aunque el zumo que se ingiere aporta unas 250 kilocalorías, el balance calórico sigue siendo netamente negativo, dado que con la caminata se consumen más kilocalorías que las que se ingieren con el zumo.

31. Veintiuna referencias en el buscador PubMed al buscar «Buchinger Fast»: <https://www.ncbi.nlm.nih.gov/pubmed/?term=buchinger+fast>.

Desde nuestro punto de vista, este es el tipo de ayuno más completo y el que se adapta a un mayor número de personas. No hace falta tener experiencia previa ni haber realizado otro con anterioridad para superarlo con facilidad y experimentar todos los beneficios de un ayuno cuando se sigue por un periodo mínimo de seis días. Aquellas personas que ya hayan hecho anteriormente una semana de ayuno pueden alargar el proceso de quince a veintiún días sin problema y sin gran dificultad.

De hecho, la Federación Francesa del Ayuno se inspiró en este método. Desde Mi ayuno lo calificamos de ayuno dietético o preventivo.

AYUNO HIGIENISTA

Este tipo de ayuno se adapta mejor a personas con problemas de salud, se suele acompañar principalmente de agua y se propone a la persona realizar muy poca o ninguna actividad física durante la terapia. Doctores como Karmelo Bizkarra en España desarrollan ese tipo de ayuno desde hace más de treinta años.

En Francia, durante muchos años, se enfrentaron Gisbert Bölling y Désiré Mérien. Uno defendía la filosofía del doctor Buchinger y el otro defendía el método higienista. Poco a poco fueron acercando posturas y hoy son capaces de dar una conferencia conjunta y están de acuerdo al noventa por ciento. Los higienistas argumentan la utilidad del reposo y de la no actividad durante el ayuno para dar al cuerpo la posibilidad de dedicarse al máximo a la autorregeneración de las células de nuestro cuerpo. Sin embargo, no imponen el método. Los organizadores del ayuno y senderismo liderado por Bölling argumentan la utilidad del laxante y de la actividad física diaria a fin de ofrecer al cuerpo la posibilidad de oxigenar las células, proteger el músculo y favorecer la quema de grasa, pero tampoco lo imponen. Si una persona quiere ayunar y su situación no le permite realizar o seguir una caminata diaria, según nuestro punto de vista, debería contemplar esta alternativa. En muchos aspectos, este tipo de ayuno se define como curativo.

AYUNO HÍDRICO

Este tipo de ayuno consiste en no ingerir nada excepto agua en el periodo de ayuno y se considera el más «fuerte», es decir, el más difícil de llevar a cabo, aunque para muchos es el único ayuno verdadero dentro de los ayunos recomendables. Así pues, hay que tener en cuenta que este ayuno, al ser más riguroso que el tipo Buchinger, hace más necesario que la persona esté más concienciada y conozca ya cómo reacciona su cuerpo durante la práctica del ayuno.

Queremos comentar que este tipo de ayuno también se puede realizar en los retiros de Mi ayuno, aunque nosotros recomendamos tomar agua con electrolitos (minerales en disolución) en lugar de agua embotellada o filtrada para hacer más eficiente todo el proceso.

Si antes de empezar un ayuno hay que saber por qué y para qué lo vamos a hacer, también debemos saber que un ayuno solo de agua no provocará una depuración mucho más profunda que ayudados de otros ingredientes, y, según el caso, incluso podría tener consecuencias inversas y limitar la capacidad de realizar actividad física; además, no ofrece el mismo disfrute que un ayuno tipo Buchinger.

AYUNO SECO

Consiste en no ingerir nada, ni sólido ni líquido, de ahí su nombre; «seco». Este tipo de ayuno es el más exigente de todos; de hecho, no es propiamente un ayuno, ya que no se puede seguir más de uno o dos días. Gisbert Bölling lo propone como punto final a un ayuno tipo Buchinger; según él, supone algo parecido a «escurrir la bayeta», como metáfora de exprimir el proceso depurativo y eliminar así las toxinas más resistentes del organismo.

Para nosotros, esta es una experiencia reservada a aquellos que quieran ir un poco más allá del proceso del ayuno, solo recomendable en casos de un profundo conocimiento de cómo reacciona la persona en el ayuno y siempre bajo supervisión profesional para hacer frente a cualquier imprevisto, que se solucionará bebiendo agua con bicarbonato para aportar electrolitos al agua y así rehidratar más eficientemente nuestro cuerpo.

RESPIRACIONISMO, VIVIR DEL SOL

Es el ayuno más radical que existe. Se trata de no comer ni beber nada durante el tiempo del ayuno. En otras palabras, vivir de la luz y seguir el respiracionismo, sistema de vida proveniente de Oriente que consiste en conseguir un nivel de conciencia que permita vivir sin ingerir alimento alguno, ni siquiera mucho líquido. Para ello, durante el proceso que puede durar de días a años, es fundamental realizar una serie de ejercicios para conseguir fundirse con la energía de la Tierra o prana, que es lo que, según esta corriente, verdaderamente nos alimenta. Un documental estrenado en 2010[32] del director austríaco Straubinger, que recibió muchísimos comentarios, explicaba este método y aportaba pruebas de que esta puede ser una manera de vivir.

Nosotros no estamos a favor de este tipo de ayuno; es peligroso y no hay ninguna prueba a nivel científico que lo defienda, aunque nos gustaría añadir, en este punto, que nosotros conocemos a gente que ha practicado este tipo de ayuno durante meses, aunque insistimos en que para nosotros este tipo de procesos son muy potentes y peligrosos para la salud. Este tipo de ayuno va más allá de la espiritualidad y, aunque se podría realizar durante algunas horas (veinticuatro o cuarenta y ocho como máximo), no se presenta como alternativa para nuestra salud.

Cambiemos nuestros hábitos alimenticios

Las personas que comen de manera equilibrada y de forma regular nunca conocerán la «necesidad de comer». ¿Qué hacer para cambiar nuestros hábitos alimenticios? La primera pregun-

32. *Vivir de la luz* (2010), documental dirigido por P. A. Straubinger. La película presenta diferentes personas que pueden sobrevivir sin comida y sin bebida durante semanas, años e incluso décadas, por sorprendente que parezca.

ta que uno tiene que hacerse es: «¿Hambre de qué?». ¿Puede ser que en algún caso nuestra hambre en realidad sea sed? Así, antes de lanzarnos a comer, quizás podríamos beber un poco de agua y ver si el hambre persiste. Luego, una vez resuelta la duda de si es o no hambre, debemos saber que los motivos de comer son varios, y muchas veces están vinculados a estados emocionales: nos aburrimos, necesitamos ponernos a comer con alguien, estamos cansados, es un placer para nosotros... Existen otras formas de desasociar nuestros estados de ánimo a la comida: si estamos cansados, quizás es mejor descansar y dormir en vez de comer, y, si estamos aburridos, quizás lo mejor es encontrar una ocupación interesante. La capacidad de absorción del organismo está limitada. Así, cuando estamos «llenos», es señal de que el organismo ya no aguanta más y que hemos pasado los límites. De modo que no debemos comer hasta confirmar que, de verdad, la sensación de hambre es real.

Ayunos intermitentes

En los últimos años, los círculos científicos[33] de nutricionistas han estudiado muy ampliamente los beneficios de esta estrategia nutricional, que no difiere mucho de lo que se viene haciendo «toda la vida». Si nos detenemos a pensar,

33. Horne, B. D.; Muhlestein, J. B., y Anderson, J. L. (2015). «Health effects of intermittent fasting: hormesis or harm? A systematic review», *The American Journal of Clinical Nutrition*, vol. 102, n.º 2, pp. 464-470; y Patterson, R. E., y Sears, D. D. (2017). «Metabolic Effects of Intermittent Fasting», *Annual Review of Nutrition*, vol. 37, pp. 371-393.

veremos que llevamos toda la vida «ayunando» entre la cena y el desayuno, durante un periodo generalmente no inferior a diez o doce horas. Lo que se propone últimamente es ampliar esta ventana de ayuno a dieciséis horas haciendo un ayuno intermitente 16/8, que quiere decir que comemos dos o tres veces, como máximo en una ventana de ocho horas, y «ayunamos» durante las otras dieciséis horas del día.

Esta dieta, descrita en el libro *Perfect Health Diet*, de Paul Jaminet y Shou-Ching Jaminet, ha sido ampliamente trabajada y aceptada por grandes especialistas en nutrición como Mark Sisson,[34] Marcos Vélez[35] y muchos otros.

Una estrategia un poco más extrema, como su propio nombre indica, es la conocida como *warrior diet* (dieta del guerrero), en la que el periodo de ayuno es de veinte horas y se realiza una sola comida al día en una ventana de cuatro horas.

Otras estrategias de ayuno intermitente consisten en dejar de comer uno o dos días cada semana (*eat and stop*). Esta estrategia tuvo mucha repercusión mediática porque muchos famosos reconocieron en algunas entrevistas que la han utilizado para perder peso y con fines estéticos en los últimos años.[36]

34. «Mark Sisson», *Wikipedia*. Disponible en: <https://en.wikipedia.org/wiki/Mark_Sisson>.

35. Puedes conocerlo mejor en su página web, *Fitness Revolucionario*: <https://www.fitnessrevolucionario.com/sobre-mi/>.

36. Legorburu, G. (2018). «La dieta 5:2 que se ganó el amor eterno de Beyoncé», *Harper's Bazaar*. Disponible en: <https://www.harpersbazaar.com/es/belleza/dieta-ejercicios-adelgazar-belleza/a19174450/dieta-beyonce-perder-peso/>.

En casi todas estas propuestas de ayuno intermitente no se hace una restricción calórica muy severa (excepto los días o horas de ayuno, claro está) y los resultados son muy similares a los de un ayuno continuo.

De hecho, últimamente se ha propuesto la dieta que imita al ayuno (DIA o FMD, *fasting mimicking diet*), definida y estudiada por Valter Longo[37] en su libro *La dieta de la longevidad*, donde explica un plan de dieta que ha demostrado tener grandes beneficios para la salud. Se trata de una dieta de cinco días: el primero, de adaptación, seguido de cuatro días de franca restricción calórica, pero comiendo alimentos muy ricos en nutrientes. El profesor Longo y su equipo de investigación han experimentado en animales y en personas este tipo de dieta con grandes beneficios para la salud, tal como describe en su libro y en múltiples artículos científicos publicados en revistas científicas especializadas.

Para nosotros, el ayuno intermitente es una opción válida para todo el mundo, incluso para aquellas personas que tienen patologías severas, ya que se ha demostrado seguro en multitud de estudios, como hemos comentado anteriormente.

De cualquier manera, los beneficios que tiene para el organismo un ayuno continuo de, por lo menos, cinco días van mucho más allá de los beneficios metabólicos, por lo que sigue siendo la opción que defendemos y proponemos mayoritariamente en los retiros de Mi ayuno.

37. Más información sobre el autor en: <http://gero.usc.edu/faculty/longo/>.

Desde Mi ayuno proponemos a muchos de nuestros clientes hacer un ayuno intermitente de como mínimo doce horas para ver cómo se adapta su organismo a esta situación de ayuno y, en función de cómo responda su organismo y de la dificultad que tenga (por sus circunstancias de vida), ir aumentando progresivamente hasta un ayuno intermitente de 16/8.

Otros tipos de ayuno

Muchos de los autores que acabamos de citar integran el ayuno, especialmente el ayuno intermitente, con la práctica deportiva, algo que a nuestro juicio está cargado de sentido, ya que el metabolismo muscular está muy relacionado con la dieta.

El músculo puede utilizar como sustrato energético, para producir energía, dos fuentes principales: el glucógeno (azúcar/glucosa) y la grasa. Como ya hemos visto anteriormente, la grasa es un sustrato energético más eficiente (proporciona nueve kilocalorías por cada gramo, mientras que por cada gramo de glucógeno se producen cuatro kilocalorías), aunque hay que tener en cuenta que, mientras que el glucógeno se puede utilizar aeróbica y anaeróbicamente, la grasa solo puede ser utilizada aeróbicamente, lo que exige una serie de características que se potencian durante el ayuno o cuando se entrena en ayunas.[38]

38. Ayuno estratégico o dieta del cazador, como lo define Marcos Vélez en su blog *Fitness Revolucionario*.

Al entrenar en ayunas simulamos la situación de nuestros antepasados (prehistoria). En aquel periodo, se salía a cazar cuando escaseaban los recursos alimenticios y se descansaba cuando se conseguía comida. Como vemos, nada nuevo bajo el sol. Este tipo de entrenamiento, en ayuno estratégico (cuatro horas después de la última ingesta de alimento sólido o de azúcares), se ha evidenciado que ayuda a generar un tipo de fibra muscular más resistente, más elástica, más potente y con menor riesgo de lesión. Todo esto es la consecuencia de que, al entrenar en ayunas, se genera la adaptación a nivel muscular para poder utilizar más fácilmente la grasa como sustrato energético, lo que microscópicamente se traduce en una fibra muscular con más mitocondrias, especialmente si se entrena a alta intensidad (HIIT),[39] en periodos de ayuno o de restricción calórica.[40]

Nosotros venimos defendiendo esta manera de entrenar desde el año 2010, cuando aún no teníamos tantas evidencias científicas sobre el tema como existen actualmente. Nos parecía lógico entrenar de esta manera, siguiendo un criterio evolutivo. Posteriormente, muchos otros autores han defendi-

39. Little, J. P.; Safdar, A.; Bishop, D.; Tarnopolsky, M. A., y Gibala, M. J. (2011). «An acute bout of high-intensity interval training increases the nuclear abundance of PGC-1- and activates mitochondrial biogenesis in human skeletal muscle», *American Journal of Physiology-Regulatory, Integrative and Comparative Physiology*, vol. 300, n.º 6, pp. R1.303-R1.310.

40. Chausse, B.; Vieira-Lara, M. A.; Sánchez, A. B.; Medeiros, M. H., y Kowaltowski, A. J. (2015). «Intermittent Fasting Results in Tissue-Specific Changes in Bioenergetics and Redox State», *Plos One*, vol. 10, n.º 3, p. e0120413.

do este tipo de entrenamiento como uno de los más eficientes respecto al beneficio muscular en función del tiempo dedicado, aunque, evidentemente, ha de combinarse con otros tipos de entrenamiento, especialmente entrenamiento aeróbico.

Llegados a este punto, nos gustaría hablar de las monodietas. Este tipo de dietas consisten en ingerir una única clase de fruta o de cereal durante un periodo de tiempo. Aunque muchos no lo consideran un tipo de ayuno, no deja de ser recomendable, ya que va a suponer un cambio radical en nuestra dieta cotidiana y reducirá al mínimo la actividad del sistema digestivo.

Para nosotros, una opción de este estilo es una verdadera alternativa al ayuno. En Mi ayuno, cuando acuden personas de más de setenta años, solemos valorar seriamente su realización, porque tiene muchos de los beneficios que un ayuno aporta al organismo y es una fórmula más suave que no obliga el cuerpo a tantos cambios en tan pocos días, sobre todo si se trata de un organismo mayor. Sin embargo, no es un ayuno, y por ese motivo lo limitamos a algunas personas.

En estos casos, también valoramos la opción de enriquecer el zumo y el caldo con aminoácidos procedentes de huevo o de algas para aumentar el aporte de proteína en casos especiales como personas de edad avanzada.

Sin embargo, lo que de verdad sigue siendo primordial es saber qué queremos y por qué lo queremos. Cuando uno decide ayunar, ha de saber el porqué y el para qué quiere hacerlo; en función de las respuestas a estas dos preguntas, sabremos decirle qué tipo de ayuno es más adecuado.

HABLAN LOS PROFESIONALES DE MI AYUNO

Una gran oportunidad: Enric Font

Enric Font es fisioterapeuta, colabora con Mi ayuno desde 2013 y, además de ofrecer varios tipos de masajes, supervisa todas nuestras rutas de senderismo y acompaña cada día del ayuno a todos los ayunantes a caminar.

«Aún recuerdo mi primer contacto con el mundo del ayuno. Por casualidades de la vida, paseando por la feria de Eco Expo Salud de 2013 en Barcelona, y sin fijarme en absoluto, de pronto una persona me señaló un estand que presentaba un centro de salud cerca de casa, en Vilafranca. Allí fue donde entré en contacto por primera vez con el equipo de Mi ayuno y, después de varias entrevistas, pude empezar a colaborar con el equipo de Damien.

Hoy, mirando hacia atrás, me maravillo de todas las experiencias vividas en los programas con cada grupo humano, cada ayunante, con todos, así como de convertir nuestro trabajo en felicidad, orgullo y confianza. Un universo de sensaciones y vivencias en el día a día materializadas, en mi caso, en cualquier actividad, terapia o camino recorrido, tanto físico como espiritual.

Considero que mi papel es el de contribuir humildemente y, por poco que se pueda, a promover y difundir una vida más saludable. Escuchar y conocer tu ser, tu cuerpo en todos los sentidos, desintoxicarlo, limpiarlo, autorregularlo y renovarlo con energía y vitalidad, con SALUD. Hacer deporte cada día es más importante que comer bien, siempre lo hemos dicho y, a pesar de no poder negar la importancia de un pilar como el de la alimentación, seguiremos diciendo lo mismo. Hoy en día, si es cierto que se come demasiado, también lo es que no practicamos suficiente deporte. Más del cincuenta por ciento de la población en España se considera sedentaria (es decir, que caminan menos de ocho mil pasos al día); sin embargo, más de una persona de cada dos en España tiene un problema de peso (sobrepeso u obesidad). Comer menos sería lo más fácil, pero sabemos que las emociones nos condicionan a todos, así que propongo movernos más para poder mantener un buen equilibrio físico y emocional. Esta es mi función en Mi ayuno desde el 2013 y también es mi filosofía de vida desde los años noventa.»

4. Cómo preparar y realizar un ayuno

Preayuno

La realización de un ayuno, sobre todo si lo practicamos por primera vez, exige un tiempo de reflexión en el que sobre todo hay que decidir por qué y para qué queremos hacerlo. En este periodo preayuno tenemos que preparar todo nuestro organismo para enfrentar los días de ayuno a diferentes niveles, todos ellos muy importantes para poder llevarlo a la práctica sin que nos suponga un problema físico o mental.

Llegados a este punto, es muy importante destacar qué situaciones no hacen aconsejable realizar un ayuno para evitar problemas mayores de salud. Es evidente que todas aquellas personas que sufran o hayan sufrido trastornos de alimentación tipo anorexia o bulimia no deberían realizar un ayuno, ni tampoco las mujeres que estén embarazadas o en periodo de lactancia por razones obvias. Otra contraindicación es el síndrome de Gilbert (una enfermedad hereditaria que afecta a la capacidad del hígado de eliminar la bilirrubina), así como enfermedades mentales o graves de larga evolución, el cáncer, las enfermedades hormonales (diabetes tipo 1 o hiper o hipotiroidismo no controlados), personas que toman warfarina (anticoagulante). Por lo demás, todo el mundo debería poder realizar un ayuno sin más problemas, pero para ello nos prepararemos.

El primer nivel que tendremos que preparar será el digestivo, ya que no es prudente para el organismo dejar de ingerir alimentos sólidos bruscamente, especialmente porque esta situación puede condicionar una desintoxicación muy brusca que puede generar sensaciones incómodas y desagradables a la persona. Para evitarlo, podemos preparar nuestro tubo digestivo para el ayuno haciendo tres días de ingesta descendente de alimentos para acercarnos, así, al ayuno (más adelante facilitamos unos consejos para prepararnos para la reducción de ingesta).

Esta fase puede parecer sencilla, pero la experiencia nos demuestra que puede ser la más difícil para algunas personas, ya que es aquí donde empieza el proceso de depuración, que implica que el cuerpo comienza a reducir mucho la presencia de sustancias tóxicas y a eliminar las acumuladas desde hace tiempo, y aquel que no lo haya practicado antes se sentirá «extraño».

Distintos síntomas pueden presentarse en esta fase:

DOLOR DE CABEZA: Es debido en esta primera fase del ayuno a que mucha gente deja de tomar café y el «síndrome de abstinencia» del café produce frecuentemente dolor de cabeza (si el dolor fuera muy fuerte, podemos tomar un café y este dolor desaparecerá rápidamente).

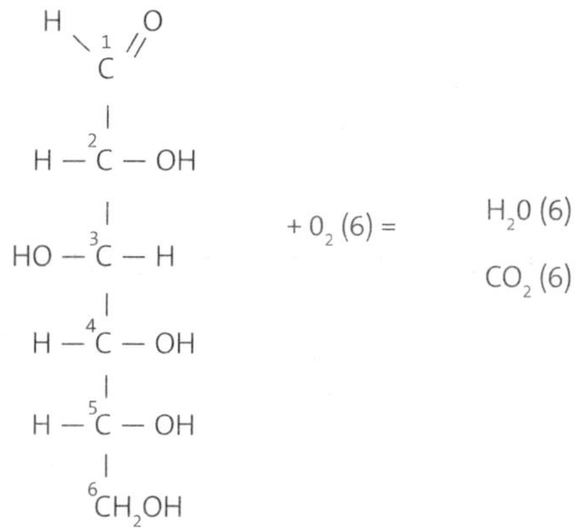

GLUCOSA

Figura 5. La molécula de glucosa junto a seis moléculas de oxígeno (O_2) puede descomponerse en seis moléculas de CO_2, que el cuerpo eliminará, y seis moléculas de agua (H_2O), que el cuerpo utilizará para hidratarse.

También puede ser debido a deshidratación, especialmente en personas que beben poca agua normalmente y que toman dulce para compensarlo (esto es un poco complejo de explicar en este libro, pero el organismo es capaz de transformar la molécula de glucosa en seis moléculas de agua y seis de dióxido de carbono).

En estos casos de gente que bebe poca agua y come bastante dulce, beber un poco más de agua (mínimo un litro y medio) con bicarbonato de sodio (si no sufren hipertensión) o de cloruro de potasio, «sal para hipertensos» (si padecen hipertensión) solucionará el problema.

BOCA SECA: También se puede sentir la boca seca o amarga y tener una capa blanca más o menos gruesa en la lengua. Aunque estos síntomas suelen aparecer más una vez iniciado el ayuno, como veremos más adelante, no debemos preocuparnos, porque son síntomas de desintoxicación.

LEVES MAREOS O FLOJERA: Tanto el mareo como la flojera expresan la necesidad que tiene nuestro organismo de ingerir azúcar. Este síntoma es la consecuencia de seguir una dieta muy rica en azúcares o alimentos con alta carga glicémica, así que ayunar debe entenderse como un paso necesario para regular nuestra alimentación en la dirección correcta.

Para hacer una buena preparación del intestino, desde Mi ayuno proponemos ir comiendo progresivamente menos desde tres días antes del inicio del ayuno.

Ejemplo de pauta de dieta preparatoria para el ayuno:

COMIDAS	DÍA -3	DÍA -2	DÍA -1
DESAYUNO	Zumo de ½ limón con agua tibia	Zumo de ½ limón con agua tibia	Zumo de ½ limón con agua tibia
	Fruta de temporada + té verde	Fruta hervida + té verde	Fruta hervida + té verde

COMIDAS	DÍA -3	DÍA -2	DÍA -1
COMIDA	Ensalada de espinacas con nueces y arroz hervido	Brócoli hervido con patata	Crema de calabaza con patata
	Si pasamos hambre: FRUTA	Si pasamos hambre: FRUTA	Si pasamos hambre: FRUTA
CENA	Verduras al vapor Tortilla de gambas Agua con bicarbonato	Crema de calabacín Agua con bicarbonato	Caldo vegetal Agua con bicarbonato

Además, proponemos dos medidas que apoyan la desintoxicación del cuerpo y que mantendremos durante los días del ayuno y el posayuno:

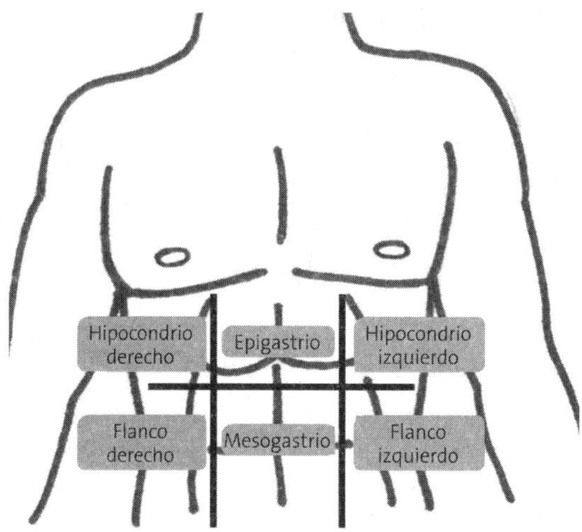

Figura 6. Zonas del abdomen y su denominación anatómica.
[**Ilustración**: María Folch]

EN AYUNAS: Beber el zumo de medio limón con agua tibia; esta medida pretende favorecer el vaciado de la vesícula biliar. Si esta medida produjera molestias en la zona de la vesícula biliar (en la parte superior derecha del abdomen), sería mejor no iniciar el ayuno y acudir al médico para valorar la posible presencia de piedras en la vesícula biliar.

ANTES DE ACOSTARSE: Beber un vaso de agua con bicarbonato (una cucharada de postre) o con cloruro de potasio, «sal para hipertensos», si se padece hipertensión, para aumentar la capacidad del organismo de eliminar el residuo ácido del cuerpo.

También hay que preparar mentalmente el cuerpo para el ayuno. Desde nuestro punto de vista, debemos marcarnos un objetivo personal, ya sea perder peso, conseguir aclarar ideas, resolver nuestros conflictos o acabar de escribir un libro; cualquier objetivo nos vale para ayudarnos a superar durante este proceso aquellos momentos de debilidad o de dificultad que, sin duda, nos vamos a encontrar durante el ayuno, sobre todo las primeras veces que ayunemos.

Otro aspecto importante será conocer a nivel teórico qué situaciones podemos encontrarnos durante el proceso del ayuno y, de estas, cuáles son normales y cuáles no, para poder anticipar estrategias para superarlas. En este punto es especialmente interesante contar con una persona experimentada, mejor si es un profesional de la salud, para poder consultar cualquier posible eventualidad o duda que nos surja. Muchas de estas situaciones las desarrollamos a continuación.

Un ayuno se puede realizar solo en casa, pero es muy importante hacerlo con seguridad; por ello, desde Mi ayuno recomendamos hacerlo en un marco de retiro con supervisión médica y «alejados» de nuestra cotidianidad, porque, de este modo, el ayuno se convierte verdaderamente en un reseteo a nivel digestivo, emocional y espiritual y, a la vez, en un proceso controlado y supervisado por especialistas que van a poder resolver cualquier posible eventualidad sin ningún problema. Y, por último, «retirarnos» de nuestra cotidianidad es un mensaje inequívoco a nuestro cuerpo de que lo principal en estos días va a ser nuestro bienestar. Esto podría parecer obvio, pero muchas veces nuestro día a día nos lleva a hacer muchas cosas que van en contra de nuestro bienestar.

Una vez finalizado el proceso de preparación digestiva y de concienciación, podemos empezar el proceso del ayuno propiamente dicho.

Ayuno

Al empezar un ayuno, especialmente la primera vez, nos van a surgir un buen número de dudas y, tanto si hemos leído este libro como si no, debemos tener claro que la experiencia es siempre un camino hacia lo desconocido, y por eso nuestra mente va a jugarnos malas pasadas de las que debemos saber escaparnos. No tardarán mucho en repetirse en nuestra cabeza mensajes contradictorios que vamos a poder vencer fácilmente si tenemos un objetivo claro por el cual y para el cual realizar el ayuno. Por eso no debemos hacerlo por nuestra cuenta.

Desde nuestro punto de vista, es importante que la persona ingiera durante el ayuno zumos de fruta y caldos vegetales, pues ambos son buenos compañeros para desintoxicar el cuerpo. Los caldos ayudan a eliminar:

- toxinas,
- dolores,
- cansancio y
- reducen la retención de líquido.

Por su parte, los zumos o licuados son una buena forma de ingerir una gran cantidad de vitaminas y minerales procedentes de las frutas y las verduras y al mismo tiempo nos sirven para probar sabores sorprendentes y aprovechar al máximo sus cualidades. Además, como verduras y frutas son ricas en minerales orgánicos, nos ayudarán a nutrir las articulaciones y a perder peso mientras nuestro cuerpo aprovecha las vitaminas y minerales. Los zumos se pueden mezclar según los gustos y preferencias de cada uno, pero conviene saber que hay combinaciones mejores y más acertadas.

Las condiciones ideales del ayuno

Antes de empezar un ayuno, tenemos que reunir tres condiciones: descanso físico, mental y emocional. Además, otros factores que van a influir en el proceso reparador y regenerativo del ayuno son:

- El aire puro, porque el oxígeno permite purificar y desintoxicar las células.
- El sol; se pueden aprovechar los beneficios de los rayos del sol y de la luz en la piel, pero también en la mente.
- El agua: durante el ayuno es recomendable para acelerar y ayudar al organismo a hacer su trabajo de desintoxicación. Ducharse, nadar y hacer baños turcos o sauna es altamente recomendable.
- El ejercicio físico. El cuerpo lo pedirá él mismo, así como la intensidad que necesita. Es muy importante que cada uno lo haga a su ritmo.
- Ejercicios de relajación y de respiración, como el yoga o la meditación, van a favorecer que la mente se calme.
- No hay que tomar medicamentos salvo los indispensables prescritos por el médico.
- El sueño: hay que descansar correctamente; a veces es difícil al inicio del ayuno, pero es un aspecto clave para reparar y regenerar el organismo durante el ayuno.
- Mantenerse activo mentalmente con actividades no muy exigentes, como la lectura, escuchar música, escribir o dibujar.

ALGUNAS RECETAS

Empezaremos el primer día de ayuno con algunos de los siguientes zumos, que nos ayudarán a sentir bien.

ZUMO 1: ENERGÉTICO	½ sandía ½ limón 1 manojo de menta 1 manojo de citronela
ZUMO 2: DESINTOXICANTE	2 zanahorias ½ remolacha una rama de apio ½ hinojo ¼ de limón un dedo de jengibre
ZUMO 3: ANTIESTRÉS	1 zanahoria 1 manzana ½ hinojo 1 manojo de citronela
ZUMO 4: ANTIOXIDANTE	10 uvas rojas 10 fresas 1 manzana ½ limón
ZUMO 5: INMUNOESTIMULANTE	1 zanahoria 1 manzana verde 1 limón 2 kiwis
ZUMO 6: REEQUILIBRANTE	1 manzana ⅓ de limón ½ hinojo 1 pera ⅓ de achicoria 15 uvas blancas 2-3 hojas de menta
ZUMO 7: MI AYUNO	2 zanahorias 2 manzanas ½ limón 1 rama de apio

Podemos escoger un zumo y repetirlo todos los días o bien prepararnos un zumo diferente cada día. El único requisito que no debemos obviar es que el zumo tiene que prepararse diariamente. Un complemento ideal de los zumos es el jengibre, que aconsejamos añadir sobre todo cuando el ayuno se realiza en épocas del año más frías.

Durante el día iremos bebiendo agua e infusiones. Si el ayuno se hace durante épocas de menos calor, intentaremos beber más infusiones calientes. Es importante tener en cuenta también la «naturaleza energética» de las infusiones; para ello, debemos saber que hay hierbas frías, como el té verde o la menta, y hierbas «calientes» como el jengibre o la manzanilla, por ejemplo, que son más o menos aconsejables según la época del año en que realicemos el ayuno.

Las mejores infusiones

El cuerpo necesita diariamente de dos a tres litros de recursos hídricos. Así, durante el ayuno es fundamental que la persona siga consumiendo la misma cantidad de agua. Una buena opción es combinar el consumo de agua con infusiones sin azúcares; además, beber infusiones calienta el cuerpo y ayuda a drenar toxinas. Las infusiones ideales para ayunar son:

- Infusión de diente de león: ayuda a solucionar trastornos digestivos, como el caso del hígado perezoso o el estreñimiento.
- Infusiones de alcachofa: una de las opciones más naturales, sanas y adecuadas para depurar el hígado, ya que favorece una mejor digestión de las grasas.

- Infusión de cola de caballo: aunque es muy drenante, ayuda a retener minerales, lo que la convierte en una buenísima opción.
- Infusión de cardo mariano: está considerado uno de los mejores remedios caseros para el hígado graso.
- Infusión de limón: alcaliniza, limpia los riñones y estimula la secreción de bilis.
- Infusión con raíz de bardana: desintoxica y es diurética. Conocida para tratar problemas de piel.
- Infusión con boldo y fumaria: son plantas muy interesantes para incluir en cualquier *detox*.

La combinación de *Chlorella* y cilantro es ideal para quemar metales pesados y, por lo tanto, ayuda a la eliminación de toxinas.

Por la noche nos prepararemos un caldo vegetal y nos beberemos el caldo, sin comernos las verduras. En el caldo no recomendamos utilizar sal de ningún tipo; sin embargo, sí que podemos incluir algas tipo kombu para aportar electrolitos al caldo. La sal está excluida durante el ayuno, ya que tendría por efecto asociar el agua en las células en lugar de drenar las toxinas. Así que nada de sal en el caldo.

Los ingredientes del caldo vegetal pueden ser: cebolla, puerro, zanahoria, apio, algas, hinojo y nabo. Dejaremos hervir a fuego medio por lo menos unas dos horas y media y lo colaremos todo después. Podemos preparar el caldo para un par de días, aunque nuestra recomendación es hacerlo y tomarlo en el mismo día.

Durante los días de ayuno, como hemos comentado antes, es interesante hacer actividad física aeróbica (caminar) por un periodo de tiempo no inferior a una hora. Es importante sudar, ya que de este modo desintoxicaremos el organismo y estimularemos la secreción de la hormona de crecimiento (GH), que favorece la regeneración del cuerpo.

Para nosotros, también es importante meditar de treinta a sesenta minutos al día, si no nos resulta muy complicado, así como ejercicios respiratorios, de yoga o de relajación.

La importancia de la relajación durante el ayuno

Distintas técnicas son las que se utilizan para ayudar a nuestro cuerpo a no tener una reacción adversa durante un periodo de ayuno. Una de ellas es el entrenamiento autógeno de Schultz: un método de relajación descrito por el neurólogo J. H. Schultz en el primer tercio del siglo XX, que ha sido avalado por numerosos estudios científicos; estos han confirmado su eficacia en el terreno de la psicohigiene, la pedagogía, la prevención y la terapia de numerosas alteraciones conductuales y orgánicas. Permite ejercitar la mente por sí misma, de forma voluntaria, para influir en el comportamiento del resto del organismo.

Según él, se recomiendan seis ejercicios autógenos:

- Ejercicio de pesadez.
- Ejercicio de calor.
- Ejercicio de pulsación.
- Ejercicio respiratorio.
- Regulación abdominal.
- Ejercicio de la cabeza.

Es imprescindible que, para realizarlos, estemos concentrados; para ello se aconsejan una serie de pautas:

- Buscar una habitación tranquila, luz escasa o ninguna, sin sonidos perturbadores, temperatura agradable, con ropa cómoda, con o sin música agradable propia para la relajación.
- Tener una postura cómoda.
- Cerrar los ojos.

Si durante la realización de los ejercicios acuden a su mente pensamientos ajenos, debemos alejarnos de nosotros, algo que, con la práctica, suele desaparecer.

¿Qué se logra con su práctica?

- Calmar la mente, gracias a la relajación interna y no por autoimposición (reposo similar al sueño).
- Restablecimiento corporal y psicohigiene.
- Autorregulación de las funciones orgánicas (cardiocirculatorias, respiratorias, digestivas, etc.).
- Aumento del rendimiento (memoria, etcétera).
- Disminución del dolor.
- Autodeterminación mediante la formulación de propósitos concretos, con lo que se consiguen afrontar mejor muchas situaciones vitales estresantes.
- Capacidad de autocrítica y autodominio al mejorar nuestra visión interior de nosotros mismos.

En Mi ayuno ofrecemos prácticas de yoga tipo yoga nidra y también colaboramos con profesionales del *mindfulness*;

esta práctica ofrece un abanico de beneficios importantes y similares a la técnica de Schultz.

Los días que dura el ayuno son un periodo de tiempo en el que nuestro organismo agradecerá que recibamos masajes, ya sean sedantes o de drenaje linfático, para ayudar a depurar. Quizás, llegados a este punto, pensemos que hacer un ayuno es muy exigente, que requiere de mucha dedicación, y en parte es verdad. Debemos tener claro que, durante estos días de depuración y regeneración del organismo, en los que pretendemos hacer un verdadero reseteo a nuestro cuerpo, tenemos que dedicarle toda nuestra atención y cuidados. Por este motivo defendemos que realizar el ayuno en el marco de un retiro como los que organiza Mi ayuno es más interesante y beneficioso que realizar el proceso del ayuno en casa.

Durante el ayuno, vamos a pasar por diferentes experiencias y situaciones que tenemos que conocer previamente y que pasamos a detallar.

AYUNO DÍA 1:

Por lo general, el primer día empieza bien, aunque la cabeza nos da vueltas, sobre todo cuando se trata de la primera experiencia de ayuno, y nos preguntamos cómo vamos a resistir.

Sin embargo, conforme avanza el día, nos damos cuenta de que no pasa nada y es por la tarde cuando empezamos a pensar en el caldo que nos tomaremos por la noche.

Los síntomas de hipoglucemia pueden aumentar (mareos, somnolencia, cansancio, debilidad…), pero pasan rápidamente con el caldo. Puede darse que nos encontremos enfadados, inquietos... Es la consecuencia de que la adrenalina intenta subir los niveles de glucosa en sangre. Este hecho puede, en algunos casos, dificultar el sueño las dos primeras noches, aunque no suele ser frecuente.

AYUNO DÍA 2:

¡Parece que la noche pasa más rápido que el día!

¡¡¡El zumo está buenísimo!!!

Los síntomas de hipoglucemia pueden ser mayores por la tarde, pero se pasan. Si os sentís mareados, un buen consejo es tomar un vaso de agua con bicarbonato con una cucharada de miel. Los síntomas de desintoxicación pueden ser desagradables y hacer que os pase por la cabeza abandonar el ayuno; aquí empezamos a notar la importancia de la actividad física de la mañana, que facilita la depuración y nos permite suavizar la parte desagradable. Un buen masaje por la tarde ayuda a pasar el tiempo, y también podemos apoyar el cuerpo para eliminar toxinas (drenaje linfático) o ayudar un órgano (el hígado, por ejemplo, a través de una reflexología podal). Podemos, por este motivo, tener sensación de irritabilidad, dolor de cabeza, malestar digestivo, sensación de frío como consecuencia de un descenso del metabolismo basal. La solución es fácil, basta con que nos abriguemos un poco, aunque pasar frío es un buen estímulo para acelerar el metabolismo que ayudará a la pérdida de peso y favorecerá la desintoxicación.

En este segundo día, podemos seguir teniendo algo de insomnio, que podremos controlar fácilmente, en la mayoría de los casos, con meditación o con alguna infusión relajante de manzanilla o tila.

¡El caldo cada vez está más bueno!

AYUNO DÍA 3:

Hemos dormido bien, pero ¡nos levantamos con la boca seca y la lengua blanquísima! No debemos preocuparnos, es parte del proceso de limpieza profunda.

Este tercer día ya notamos mejoría en nuestra piel, el tubo digestivo está en silencio y poco a poco experimentaremos una calma poco habitual.

Si os notáis muy flojos, recurriremos de nuevo al bicarbonato y la miel para aumentar, así, la tensión arterial, que hasta este momento va descendiendo, incluso en pacientes hipertensos. Por eso será importante controlar diariamente la tensión arterial. En pacientes hipertensos que se traten con medicación puede ser necesario disminuir la medicación durante estos días para evitar bajadas bruscas de tensión. Una ducha fría, un vaso de zumo o una cucharada de miel pueden ser una buena solución para corregir una eventual bajada de tensión que provoque molestias.

Hay quien este tercer día aún sigue teniendo síntomas de hipoglucemia, pero ya es el último día que los va a tener.

No debemos olvidar que debemos seguir hidratándonos bien.

El segundo y el tercer día son habitualmente los días menos agradables del ayuno, por lo que ya podemos pensar que casi ha pasado lo más difícil.

Hasta este tercer día, la pérdida de peso corresponde mayoritariamente a la pérdida de líquido, por lo que la bajada de peso puede ser más acentuada. A partir de este momento se empieza a degradar la grasa, lo que va a condicionar, por un lado, que perdamos peso y disminuya la grasa de reserva, pero, a su vez, puede favorecer que aparezcan síntomas de desintoxicación al movilizarse las toxinas que muchas veces se acumulan en la grasa de reserva. En este momento son varios los síntomas que podemos notar: dolor de cabeza, sensación de boca seca o amarga, hipersensibilidad por los olores, aumento del olor corporal, picores leves en la piel o incluso la aparición de granitos; no olvidemos que la piel elimina aquellas sustancias que el hígado no consigue neutralizar.

Es relativamente frecuente no evacuar durante el ayuno, por eso es muy importante en casos de estreñimiento recurrente mantenernos bien hidratados y, si fuera necesario, ayudar con algún estímulo laxante suave. En estos casos, sería muy interesante, aunque no siempre es posible, hacer una o dos hidroterapias de colon las semanas previas a iniciar el ayuno. En Mi ayuno damos el primer día treinta gramos de sulfato de sodio, que laxa el intestino y permite vaciarlo; a partir del segundo día, ofrecemos alternativas a la hidroterapia de colon para disfrutar de una limpieza a través de un producto llamado Munibios:

Complemento alimenticio de fermentos lácticos, glutamina, N-acetilglucosamina, fibra soluble y extractos vegetales, ideal para favorecer el bienestar y el equilibrio intestinal.

Nutriente dosis/día (5 g)	(% NRV)*
Inulina 400 mg	Plantago ovata 200 mg
Glutamina 150 mg	N-acetil glucosamina 150 mg
Citrus paradisi 50 mg	Pectina de manzana 50 mg
Uncaria tomentosa 50 mg	Artemisia absinthium 40 mg
Berberis vulgaris 30 mg	Fermentos lácticos 3,6 mld UFC

***NRV:** Valor nutritivo diario de referencia (adultos) – Reg. UE n.° 1169/2011.
DOSIS: se recomienda disolver en un vaso de agua una cucharadita de producto, correspondiente a 5 g, una vez al día. No superar la dosis recomendada.

Este producto es un óptimo regulador intestinal, ya que tiene en su fórmula ingredientes que activan la función intestinal, probióticos, prebióticos y sustancias que ayudan a eliminar posibles parásitos intestinales.

Otra situación posible no grave y ciertamente poco frecuente que se puede presentar durante un ayuno es un aumento discreto de la convergencia del globo ocular debida a una disminución de la presión intraocular, que condicionará una leve alteración visual a consecuencia de la disminución transitoria de la capacidad de acomodación del ojo.

AYUNO DÍA 4:

Experimentáis la paz interior, el bienestar global, tenéis la sensación de que no necesitáis comer y os sentís muy energizados, hacéis muchas cosas, pero a un ritmo distinto, y os sentís bien. No os reconocéis.

No tenéis hambre, incluso pensáis que no hace falta comer. Seguimos con el zumo por la mañana y nos mantenemos bien hidratados a lo largo del día y con el caldo por la noche.

Es muy importante, durante todos los días que dura el ayuno, mantenernos activos físicamente y, si no es posible, mantenernos alejados de cualquier fuente de información que nos pueda resultar estresante (internet, correo electrónico, teléfono, redes sociales, etcétera).

Otro aspecto muy interesante que debemos favorecer siempre, pero especialmente durante el ayuno, es garantizar un reposo nocturno lo más saludable posible. Para ello es importante seguir estos consejos:

1. Mantener una temperatura agradable en la habitación, ni demasiado fría ni demasiado caliente, y ventilarla convenientemente.
2. Que la cama sea lo más confortable posible y se adapte a nuestras necesidades.
3. No cenar mucho. ¡Solucionado durante el ayuno!
4. Evitar un exceso de actividad física por la noche, a partir de las seis de la tarde, especialmente en invierno, dedicar la tarde a actividades más relajantes: lectura, asistir a alguna conferencia…
5. Evitar la contaminación electromagnética en la zona de descanso; atención especial a los despertadores digitales, teléfonos móviles, señal wifi…
6. Mantener la habitación lo más oscura posible con las mínimas fuentes de iluminación posibles. De este modo,

favoreceremos al máximo el equilibrio hormonal durante la noche, lo que va a ayudar mucho el reseteo hormonal que supone un ayuno.

En este punto nos gustaría citar a Gisbert Bölling y su libro: *Le Jeûne* (El ayuno), verdadero inspirador de este libro que tienes en tus manos: «Durante los dos primeros días, todavía te nutres de lo que has comido antes del ayuno. Progresivamente, el cuerpo se va nutriendo por la autorrestauración» (este término, creado y definido por Gisbert Bölling, quiere expresar la capacidad del organismo de regenerarse en situaciones de necesidad, en concreto, en situaciones de privación de alimentos, al desprenderse de aquellas células menos funcionales y sustituirlas por otras más jóvenes y funcionales, lo que hoy en día se conoce como autofagia).

En general, la transición se suele dar entre el segundo y el tercer día: si estás tranquilo, esta transición se produce sin problemas, pero, si aún tienes dudas, la ausencia de comida exterior puede desencadenar miedo... Y ya se sabe que, cuando tenemos miedo, nada va bien... Si aparece el miedo, el cuerpo no dispondrá de la serenidad para buscar sus reservas y el resultado sería un estado similar a la hipoglucemia. Necesitarás a un amigo, un familiar, un vecino que te ayude y así no tirar la toalla, o a un profesional, porque el único problema con esta transición es que no estamos habituados a tener las sensaciones que vivimos esos días. Aguanta y ten paciencia, no es más que un cuarto de hora desagradable que pasará, y el resultado será tan gratificante que te compensará.

Después del cuarto día, ¡podrás llegar muy lejos!

¿Cómo continúa el ayuno después del tercer o cuarto día?

Cuando constatas que el cuarto día pasa bien, te convences de seguir adelante y te alegras de la decisión tomada. El quinto día te aporta serenidad y el sexto día, la felicidad. Ahora ya sabes que todo va bien. Has entrado en el estado de autorrestauración, ese paraíso perdido desde el nacimiento, y eres consciente y feliz de haber conseguido ayunar. El ayuno continuará sin grandes problemas hasta el sexto o séptimo día, o incluso más, en función de la duración de tu plan de ayuno. En los últimos días del ayuno tienes la sensación de que te has liberado de la necesidad de comer, pero, sin embargo, puede aparecer, o no, un deseo de masticar algo que hace más difícil mantener el ayuno cuando vemos que se acerca el final del proceso. En estos últimos días, tal como explica Gisbert Bölling, la sensación de plenitud es muy alta, pero hay que ir pensando en reiniciar la ingesta de alimento sólido.

Qué hacer mientras se ayuna

Es muy importante, una vez que asumimos las dificultades que conlleva un ayuno, intentar rentabilizar al máximo sus beneficios. Así pues, el ejercicio físico es una de las labores a las que podemos dedicar unas horas al día de nuestro ayuno. Un beneficio importante del ejercicio físico es que baja la ansiedad y mejora el estado de ánimo. El sedentarismo no es bueno, hagamos o no ayuno, ya que puede favorecer que aparezcan situaciones como:

- Un aumento de peso que genere desequilibrios importantes, como la obesidad.
- Una disminución de la elasticidad y la movilidad muscular e hipotrofia muscular.
- La disminución de la circulación sanguínea con la sensación de pesadez.
- Dolores lumbares y lesiones derivadas del poco desarrollo del tono de las masas musculares.
- Sensación de desánimo, malestar y baja autoestima.

Posayuno

Después de un ayuno, no todo acaba así, sin más, también debemos decirle a nuestro cuerpo qué hacer y cómo para volver a la normalidad sin que suponga un problema. Por eso será muy importante saber cómo debemos empezar a comer progresivamente y conocer la pauta correcta, porque, si no, hay a quien le podría sentar mal comer mucha cantidad y provocarle una diarrea. Por cierto, es normal no ir al baño en los días que dura el ayuno, incluso uno o dos días después.

La duración de esta fase de readaptación a una alimentación completa está directamente relacionada con la duración del periodo de ayuno, de modo que en tres o cuatro días podemos recuperarnos de un ayuno de hasta una semana.

Durante esos días, os seguís notando muy energizados y plenos, disfrutarlo es la consecuencia del reseteo que habéis hecho a todos los niveles (bioquímico, mental y estructural) en la casi una semana que llevan comiendo para vivir y no viviendo para comer.

A continuación, os damos unas recomendaciones de qué podemos comer en esa fase de retorno a la ingesta de sólidos.

COMIDAS	DÍA +1	DÍA +2	DÍA +3	DÍA +4
DESAYUNO	Fruta hervida + té verde	Licuado de frutas + té verde	Fruta de temporada + infusión	Fruta de temporada + infusión
COMIDA	Berenjenas rellenas de verduras	Ensalada verde con aguacate. Crema de calabaza	Arroz basmati hervido con verduras	Ensalada de temporada. Albóndigas de avena con tomate
	Fruta si hay sensación de hambre	Fruta si hay sensación de hambre	Fruta si hay sensación de hambre	Fruta si hay sensación de hambre
CENA	Crema de puerros	Espinacas con piñones	Crema de champiñones. Revuelto de setas con ajos tiernos	Berenjenas rellenas de verduras al horno. Pescado al vapor

A partir de este momento aconsejamos seguir con una dieta disociada, en la que se prioriza, o se presta especial atención, a que la combinación de alimentos dentro de una comida sea apropiada, lo que quiere decir que las necesidades digestivas de los alimentos que se combinan entre sí en una comida permite que estos sean digeridos correctamente. Por ejemplo, una buena combinación sería vegetales verdes (ensalada) con proteína (pescado), mientras que una mala combinación sería hidratos de carbono refinados (pasta) con proteína (pescado), ya que en el primer caso la digestión del vegetal y de la proteína permite que ambos sean digeridos correctamente, mientras que en el segundo caso ninguno de los dos alimentos será completamente digerido, lo que favorece la aparición de procesos de fermentación o putrefacción intestinales que, mantenidos por mucho tiempo, condicionarán una debilidad digestiva en la persona. Este es el tipo de dieta que aconsejamos en Mi ayuno, aunque, si ha decidido iniciar un plan de personalización de dieta, hay que seguir los consejos de un profesional.

Después de esta fase posayuno, su organismo está muy bien desintoxicado y su tubo digestivo, a punto de reiniciar un nuevo plan nutricional con muchas más garantías de éxito que antes de realizar el ayuno.

Notaremos cómo, después del ayuno, la vida transcurre a otra velocidad, pero no es la vida la que va más rápida o más lenta, somos nosotros los que gestionamos nuestro tiempo de un modo diferente, más eficiente, pleno y consciente.

Todo esto puede parecer maravilloso, y en realidad lo es: la sensación de plenitud que tenemos después de un ayuno es una sensación que creemos que todo el mundo debería experimentar al menos una vez en la vida.

Llegados a este punto podríamos plantearnos dos preguntas:

1. ¿Cuándo es el mejor momento del año para realizar un ayuno?

Desde nuestro punto de vista, los dos momentos del año más adecuados para realizar un ayuno son los equinoccios: primavera y otoño. Aunque el ayuno va a resultar beneficioso en cualquier época del año.

2. ¿Cuántos ayunos podríamos hacer en un año?

Por nuestra experiencia, es aconsejable realizar al menos un ayuno de una semana al año, pues es fundamental para reequilibrar nuestro organismo del frenético ritmo de vida de nuestra sociedad. Nosotros creemos que sería deseable realizar hasta cuarenta días de ayuno en un año repartidos en varios ayunos de una duración no superior a ventiún días.

Personalmente, nosotros realizamos cuatro ayunos anuales de una duración de cuatro a siete días que coinciden con los equinoccios y los solsticios.

5. Cómo nos ayuda un ayuno

«El ayuno es para el mundo interior lo que los ojos son para el mundo que nos rodea.»

GANDHI

Un periodo de ayuno, como hemos visto con anterioridad, supone un espacio de tiempo en el que el cuerpo se recupera o tiene la opción de recuperarse, en gran medida, de las consecuencias de los excesos o carencias a los que lo hemos sometido como consecuencia de la vida moderna de la que nadie puede escapar. Ya sean temas alimenticios, de estrés, o situaciones de especial exigencia laboral o personal, esos momentos que a todos nos toca vivir acaban traduciéndose, en más ocasiones de las que nos gustaría, en un buen número de enfermedades, de problemas de salud que podemos ayudar a paliar si le prestamos más atención a nuestro cuerpo.

En este capítulo explicamos por qué el ayuno es beneficioso en diferentes situaciones patológicas muy habituales en nuestra sociedad.

Los beneficios más evidentes del ayuno

La piel: en general se nota una mejor hidratación de la piel y del pelo, y en la mayoría de los casos también se ha observado una mejoría de las uñas.

La boca: puede haber sensación de boca seca durante los momentos del ayuno en que la desintoxicación es más intensa. Incluso se puede experimentar, en los primeros días, sensación de boca amarga o pastosa, pero es una situación transitoria.

La tensión arterial: hay que tomarla cada día a la misma hora y observar variaciones; durante el ayuno suele bajar respecto a la normalidad de la persona.

El peso: la variación del peso es irregular durante el ayuno. Los hombres suelen perder más peso y más rápidamente que las mujeres, y se pierden más peso los primeros días del ayuno que en los días sucesivos.

El pulso: suele disminuir la frecuencia cardíaca durante el ayuno.

El sueño: es relativamente frecuente que se experimente un poco de dificultad para dormir los primeros días de ayuno. Se recomienda hacer un poco de actividad física moderada y practicar técnicas de relajación durante el día para dormirse con más facilidad.

El apetito: la sensación de hambre es mayor durante los dos o tres primeros días de ayuno, pero, en general, el apetito va disminuyendo cuando el cuerpo empieza a degradar la grasa de reserva.

Las deposiciones: durante el ayuno las heces se hacen escasas y después pueden ser líquidas. No se recomienda tomar ni laxantes ni purgantes.

La temperatura basal baja a partir del tercer día de ayuno.

El sobrepeso y la obesidad

Lo hemos explicado al inicio del libro: este es uno de los problemas más destacados en nuestra sociedad. Esta afección aqueja a casi la mitad de la población y tiende a aumentar, como expresan las estadísticas de la OMS. Entre sus causas principales se encuentran los desórdenes alimenticios, con los que casi todos convivimos en algún momento de nuestra vida, aunque también se podrían considerar como causas de la obesidad alteraciones hormonales, estrés, incluso problemas emocionales que la gente acaba canalizando a través de la comida. Cualquiera que sea el origen, se traduce, muchas veces, en un aumento de los depósitos de grasa, sobrepeso u obesidad, y siempre acaba resultando perjudicial para nuestra salud.

Antes de continuar en este apartado, deberíamos puntualizar que la comida, junto con el sexo y el poder, entendido como la capacidad de poder hacer cosas, son las tres fuentes básicas de placer para el ser humano. En nuestra sociedad, por múltiples circunstancias, las dos últimas se suelen sacrificar por distintos factores y acaba siendo el alimento la única forma de obtener una recompensa. Por eso, no es suficiente saber comer bien, sino que también es relevante ser capaz de generar en la persona las condiciones adecuadas para que pueda comer de forma más libre, sin sentirse condicionada indirectamente por las circunstancias. O sea, lo importante es saber qué nos hace, más veces de las que somos conscientes, que no podamos evitar lanzarnos a comer chocolate, pan o queso. De modo que, parece, no somos todo lo libres que creemos para escoger lo que comemos o lo que no comemos. Lo primero que debemos hacer, pues, es tratar de corregir esa relación «complicada» que muchos de nosotros tenemos con la comida.

Por ejemplo, alguien que presente un agotamiento suprarrenal (situación que es consecuencia generalmente de un periodo excesivamente largo de estrés) va a ser alguien que se comporte de una manera muy concreta en su relación con la comida. Estos individuos no van a tener dificultad para controlar su desayuno o su comida, incluso no les va a suponer ningún problema no hacerlas y sustituirlas por estimulantes –café, refrescos o tabaco–, pero a partir de las seis o de las siete de la tarde van a sentir un apetito «irrefrenable» que van a resolver comiendo tanto dulce como salado. En estos casos, como en el de otras situaciones que empujan a la persona a comer dulce a determinadas horas del día sin freno, será fundamental regular la causa que condiciona el desorden alimenticio en la persona para poder realizar un ayuno sin que este le produzca un estrés añadido.

En un análisis simplista, incluso demasiado, diríamos que el sobrepeso es la consecuencia del exceso de calorías ingeridas respecto a las calorías consumidas. Por lo tanto, si disminuyéramos la cantidad de calorías ingeridas a lo largo del día y aumentáramos las calorías utilizadas, perderíamos peso. Sin embargo, no siempre esta relación causa-efecto es tan simple en todas las personas. Lo que sí es realmente importante es que el cuerpo almacena energía en forma de grasa, y que esta grasa procede, básicamente, de los hidratos de carbono refinados que ingerimos a lo largo del día y que no utilizamos para producir energía.

Una persona obesa pierde la capacidad de utilizar las reservas de grasa para producir energía (como se explica en el capítulo 1 de este libro), por eso, alguien con sobrepeso u obesidad necesita, en la mayoría de los casos, comer cada dos o tres horas, apesar de que tiene reservas de grasa suficientes para caminar varios miles de kilómetros.

Durante el ayuno, el cuerpo primero entra en restricción calórica y se activan todos los mecanismos que hemos visto anteriormente, entre los cuales está la reactivación de la capacidad de utilizar la grasa como fuente de energía, lo que no solo hace perder peso, sino que también nos prepara para después poder seguir utilizando la grasa con que contamos como sustrato energético. Y es que no todo el peso lo vamos a perder durante el ayuno, pero este nos permitirá comer de un modo más ordenado, coherente y mucho más libre.

Por eso, el posayuno será un momento clave para empezar a aprender a comer de forma saludable, momento en el que lo más aconsejable sería recurrir al consejo de un especialista en nutrición. Durante los retiros de Mi ayuno se dan nociones a los participantes acerca del modo correcto y equilibrado de empezar a comer justo después del ayuno y acerca de cómo sería una dieta sana y equilibrada que alargue al máximo los beneficios obtenidos durante la estancia.

HABLAN LOS PROFESIONALES DE MI AYUNO

Una gran oportunidad: Pilar Hurtado (doctora en Mi ayuno)

«Hace años que colaboro, por convicción, en Mi ayuno. Durante mucho tiempo, había leído y estudiado acerca de los ayunos e, incluso, me había atrevido a realizar alguno, tanto en casa como en centros especializados. Había podido, así, comprobar los beneficios del ayuno en mi propia piel, y la experiencia me encantó.

En los últimos años, los estudios sobre la restricción calórica, como los de Valter Longo o los de Mark Mattson, sobre el ayuno intermitente, están aportando una evidencia científica, cada vez más sólida, que nos permite defender y llevar a cabo unas prácticas que todas las tradiciones de sabiduría incluyen en sus recomendaciones para mantener el cuerpo, la mente y el espíritu en equilibrio.

Las investigaciones sobre activar la vía metabólica de las grasas a través de la cetosis a partir de una dieta cetogénica o del ayuno muestran resultados prometedores y están dando un vuelco a nuestra visión sobre la alimentación; algo recomendable no solo en el caso de sufrir ciertas patologías, sino también para vivir más años con una buena calidad de vida.

Mi experiencia como médica en Mi ayuno me permite comprobar esta evolución en los clientes y seguir aprendiendo cada día de las historias personales de cambio y superación una vez que saltamos la primera barrera, una vez que superamos la creencia de que no vamos a poder aguantar y sí que podemos. Teniendo las condiciones adecuadas: un acompañamiento especializado, un paisaje para descubrir y un grupo de personas con las que compartir caminatas, juegos, conversaciones, bailes, inquietudes, en definitiva, entretenimiento, sí que puedes.

En algunas ocasiones, he tenido la oportunidad de quedarme junto al grupo los primeros días, tras realizar la valoración médica inicial. He realizado talleres de *mindfulness* con ellos, he mantenido charlas sobre alimentación, el manejo del estrés, el segundo cerebro y sobre la investigación actualizada del ayuno, he compartido caminos por la montaña y he recorrido senderos junto al mar. Al final he comprobado, a su lado, con ellos, que sí se puede.

Un ayuno es una pausa para nuestro cuerpo, nuestras emociones y nuestro espíritu; nos permite parar, eliminar toxinas, físicas y emocionales; nos renueva por dentro y por fuera y nos permite poner las condiciones adecuadas para que el propio organismo ponga en marcha su capacidad de autorregeneración.»

Los problemas digestivos, las intolerancias alimentarias, el sistema inmunitario y las alergias

Los problemas digestivos, las digestiones pesadas, la hinchazón abdominal, la diarrea, el estreñimiento... cada vez están más extendidos en nuestra sociedad; todos ellos son síntomas que evidencian un sufrimiento del tubo digestivo. La mayoría de estos problemas son consecuencia o bien de una mala alimentación, ya sea por exceso o por mala combinación de los alimentos, o bien por problemas funcionales del propio tubo digestivo. En ambos casos, condicionarán un exceso de fermentación o putrefacción en el intestino, lo que alterará, por un lado, la flora intestinal y, por otro, la misma función intestinal.

Como un ayuno supone un periodo de tiempo en el cual todo nuestro tubo digestivo descansará, eso permitirá un completo vaciamiento intestinal que eliminará restos de alimentos en descomposición, lo que supondrá, en primer lugar, una disminución de todos los procesos inflamatorios que pudieran estar afectando al intestino y, en segundo lugar, permitirá una veloz reparación de los posibles daños que pudiera haber en las mucosas digestivas.

El ayuno, además de equilibrar todo el ambiente intestinal y permitir una correcta distribución de la flora, proporcionará, como veremos a continuación, grandísimos beneficios a nivel emocional, hormonal e inmunitario. Sin embargo, ya hemos comentado antes que es mejor no arriesgarse a hacer un ayuno solo, al menos en las primeras ocasiones, y que conviene recurrir a un profesional que nos ayude. Este mismo profesional nos garantizará, después del ayuno, tener una correcta función digestiva.

Sin embargo, hay situaciones en las que el ayuno por sí solo no puede corregir todos los problemas que tengamos. Por ejemplo, una situación relativamente frecuente es la hipoclorhidria (el estómago produce poco ácido clorhídrico durante la digestión), lo que se traduce en síntomas como hinchazón de la barriga después de comer, sobre todo si comemos una ensalada o fruta cruda. Esta situación, que mejora durante el ayuno, necesitará, después del ayuno, seguir tratándose y estimular la producción de ácido clorhídrico en el estómago, ya sea con suplementos específicos o a través de consejos alimenticios.

En este apartado nos gustaría hacer referencia a las intolerancias alimentarias. Empecemos por distinguir entre alergia e intolerancia. Una alergia es una reacción inmunitaria, inmediata, cuando el sistema inmunitario entra en contacto con una determinada sustancia (antígeno), mientras que una intolerancia provoca una reacción inmunitaria no inmediata cuando el sistema inmunitario entra en contacto, repetido, con dicha sustancia o antígeno. Por eso, los alimentos que generan mayor tipo de intolerancias son aquellos que tendemos a comer más veces. En general, esto suele suceder con harinas refinadas, lácteos y azúcar, aunque hay otros. De cualquier manera, un alimento al que seamos intolerantes no nos va a dar nunca un problema si lo comemos una vez a la semana, porque la reacción inmunitaria asociada a la intolerancia se va a activar por repetición del estímulo, y un alimento, en ningún caso, va a estar más de una semana en el tubo digestivo, salvo casos muy excepcionales.

Durante un ayuno, la cantidad de antígenos alimentarios que ingiere la persona (cada alimento tiene sus propios antígenos) disminuye muchísimo, por lo tanto, cualquier proceso inmunitario relacionado con los alimentos se va a silenciar. Así, después del ayuno, la persona podrá volver a comer reintroduciendo progresiva y escalonadamente cada uno de los alimentos a los que era, o es, intolerante para valorar su reactividad frente a estos alimentos.

Para considerar los increíbles beneficios que un ayuno supone para nuestro sistema inmunitario, hay que tener en cuenta dos cosas: la primera, que el ayuno supone un periodo en el cual todo el ambiente intestinal descansa y se limpia, lo que permite su regeneración; segunda, que el intestino supone la mayor superficie del cuerpo en contacto con el medio externo, de 250 a 400 metros cuadrados, razón por la cual cerca del ochenta por ciento de las células inmunitarias del organismo se encuentran bajo la pared intestinal. Y es desde aquí, desde el sistema inmunitario asociado a la mucosa intestinal, desde donde se generan la mayoría de las reacciones inmunitarias que tienen lugar en el cuerpo.

El sistema inmunitario de todas las mucosas se encuentra en continua comunicación química por medio de unas moléculas específicas llamadas citoquinas y por el sistema linfático. Por eso, la mayoría de las reacciones inmunitarias tienen lugar en las mucosas y, durante un ayuno, el sistema inmunitario se silencia. Si lo dejamos descansar y le damos un periodo de tiempo durante el cual se puede regenerar y restaurar, gran parte de los procesos de tipo inmunitario que afectan al cuerpo (problemas dermatológicos, inflamaciones, alergias, enfermedades autoinmunes…) mejoran exponencialmente. No estamos diciendo con eso que el ayuno cure esas enfermedades, pero sí que ayuda a que mejore la capacidad el organismo para enfrentarse a estas situaciones.

HABLAN LOS PROFESIONALES DE MI AYUNO

Una gran oportunidad: Jorge Daza

Jorge Daza es uno de nuestros terapeutas emocionales, colabora con Mi ayuno desde 2014 y, además de ofrecer diferentes tipos de masaje, hace talleres de respiración, coloquios sobre cómo vivir mejor y terapias de liberación emocional para aquellos que quieran profundizar en el trabajo personal durante el ayuno.

«La experiencia de estos años acompañando a tanta gente en los retiros en Mi ayuno nos ha enseñado a los profesionales que trabajamos allí que un ayuno no es solo un momento de depuración del cuerpo, sino también una gran oportunidad para poner en orden los asuntos de vida que te han llevado a necesitar un tiempo de retiro y limpieza.

Porque a veces un ayuno es eso: una ayuda para los desajustes en la vida familiar, laboral, personal... que nos provocan estados emocionales basados en el miedo, nos hacen comer, beber y, por qué no, vivir desordenadamente, hasta tal punto que en muchos casos llegan a afectarnos en la mente y el cuerpo.

Reconectar con tu vida significa poder asumir de nuevo el control de ella, ya que en estos momentos se encuentra dirigida, en parte, por esos estados emocionales en los que el miedo, en forma de ansiedad, depresión, rabia, rencor, incapacidad de acción..., se convierte en una carga que te va quitando fuerza para llevar hacia delante tus proyectos de vida de una forma más libre. La duda entre hacer una cosa u otra, la lucha entre lo que piensas y lo que sientes, la falta de sinceridad con uno mismo y con los demás, te mantiene en un estado de incomodidad que, cuanto más se alarga en el tiempo, mayores consecuencias tiene en tu realidad, ya sea en forma de enfermedades o dificultades para conseguir lo que esperas o deseas. Y el cambio siempre parte de uno mismo, de tu deseo de ver las cosas de otra manera y de tu voluntad para hacer lo necesario para alcanzar esa felicidad de la que eres merecedor. Por eso, liberarte de las cargas del pasado hace tu viaje más ligero y facilita que tu vida fluya de otra manera, y que recuperes la alegría. Y eso siempre depende de ti, de que hagas un movimiento diferente, una palabra, un gesto..., de empezar a hacer lo necesario para ponerlos en paz, ya que, al desbloquearlos, recuperas la fuerza que necesitas para poder llevar a cabo los cambios que te propones al acabar el programa.

La experiencia realizando los talleres de gestión emocional y las terapias de liberación emocional demuestra que es más fácil llevar a cabo los cambios en el terreno de los hábitos alimentarios y de costumbres una vez que estamos liberados de las cargas del pasado que arrastramos y que hacen que nuestra vida no fluya como nos gustaría.

Por eso, el programa de Mi ayuno ofrece diferentes tipos de experiencias y talleres que te ayudan a reconectarte de nuevo a tu vida y aprovechar el retiro para depurarte a nivel corporal, emocional y espiritual.

La depresión y la ansiedad

Siguiendo con el beneficio que el ayuno supone para el intestino y la importancia de este para la salud de las personas, otro aspecto que hay que entender es que en el intestino hay más de cien millones de neuronas, y que una de sus funciones es la de producir serotonina; de hecho, el noventa y cinco por ciento de la serotonina del organismo se produce en el intestino. La serotonina es el neurotransmisor del bienestar y unos niveles bajos se asocian a la depresión. Por lo tanto, un correcto funcionamiento del intestino, así como un correcto equilibrio de la flora intestinal que lo coloniza, es clave para mantener unos niveles óptimos de serotonina y, por lo tanto, un correcto estado de ánimo.

Además, como hemos explicado en capítulos anteriores, el cerebro recibe un plus de energía durante el ayuno proveniente, por un lado, de los cuerpos cetónicos y, por otro, del ahorro de energía que supone para el organismo no tener que hacer la digestión. Este plus de energía es utilizado por el organismo durante los primeros días del ayuno para limpiarse y regenerarse, pero a partir (generalmente) del tercer o cuarto día de ayuno este plus de energía es utilizado por el cerebro, lo que le permite, como veíamos en capítulos anteriores, mejorar su función. En muchos casos esto se traduce en serenidad, calma y, sobre todo, optimismo, que son sensaciones opuestas a las que tiene un paciente con depresión.

En cuanto a la ansiedad, que es otro trastorno muy habitual en nuestra sociedad, caracterizado por una hiperactivación de la respuesta de lucha o huida, podemos decir que por nuestra experiencia el ayuno supone una ayuda muy importante para las personas que la sufren, pero siempre y cuando lo hagan con el seguimiento y el acompañamiento de un profesional o un equipo de profesionales que puedan ayudarle a superar posibles crisis, que se manifiestan especialmente los primeros días del ayuno. Puesto que en esta situación es muy habitual que las personas se encuentren medicadas, esto justifica la presencia de un médico el primer día de cada retiro de Mi ayuno.

Hay antecedentes de mejoras con esta patología. Ya en 1972, el doctor Yuri Nikolayev, psiquiatra en el Instituto de Investigaciones Psiquiátricas de Moscú, reportó su experiencia positiva tratando mediante curas de ayuno a más de siete mil pacientes con trastornos psiquiátricos más o menos graves. De cualquier manera, en Mi ayuno no tratamos a este tipo de pacientes, pero sí que ofrecemos un seguimiento más específico a pacientes con depresión o ansiedad, siempre con el conocimiento y la autorización explícita de sus médicos o psiquiatras.

Frente al dolor

Ya hemos hablado de los importantes efectos antiinflamatorios que el ayuno tiene como consecuencia de la acción depurativa de toxinas e impurezas, que muchas veces son las responsables de activar de un modo «silencioso» la respuesta inflamatoria en el organismo. Siendo muy generalistas, nos atrevemos a afirmar que el ayuno es la estrategia natural más analgésica (contra el dolor) que se conoce.

Si queremos ser un poco más específicos, hemos de explicar que, durante una restricción calórica, el organismo activa todos los mecanismos genéticos y celulares necesarios para aprovechar mejor sus recursos energéticos en periodos de carencia.[41] Esto se traduce en la activación de mecanismos que refuerzan su capacidad antioxidante (genes Nrf1 y

41. Brandhorst, S.; Choi, I. Y.; Wei, M., *et al.* (2015). «A Periodic Diet that Mimics Fasting Promotes Multi-System Regeneration, Enhanced Cognitive Performance, and Healthspan», *Cell Metabolism*, vol. 22, n.º 1, pp. 86-99.

Nrf2),[42] lo que se traduce en una mayor capacidad de resolver procesos inflamatorios, muchas veces generalizados. Además, hay que tener en cuenta que siempre que hay dolor en una zona hay un exceso de sustancias químicas, propias del cuerpo, pero muy irritantes, como, por ejemplo, la histamina, que garantizan que el sistema inmunitario actúe sobre la zona hasta que se resuelva el problema, lo que sucede de forma natural siempre y cuando desparezca la causa del dolor. Actualmente, y por diferentes motivos (metales pesados, infecciones silentes, problemas alimenticios...), esta causa no desaparece o bien se bloquea la capacidad resolutiva del organismo por la utilización de determinados medicamentos que pretenden controlar la respuesta inflamatoria fisiológica del organismo. También ejercen una acción antiinflamatoria y, por lo tanto, analgésica potente las enzimas digestivas que durante el ayuno circulan por la sangre en vez de hacer su función digestiva.

Durante el ayuno, los niveles de insulina circulante disminuyen muchísimo; este hecho también potencia la acción antiinflamatoria del ayuno, ya que la insulina es una hormona proinflamatoria[43] que inhibe potentemente la capacidad antiinflamatoria del organismo.

42. Zhang, Y.-K., J.; Wu, K. C., y Klaassen, C. D. (2013). «Genetic Activation of Nrf2 Protects against Fasting-Induced Oxidative Stress in Livers of Mice», *PLoS One*, vol. 8, n.º 3, p. e59122.

43. González, C. A.; Malanco, H. L. M.; Sánchez, Z. M. J.; Elizondo, A. S.; Navarro, Z. J. E., y Rosillo, R. S. (2006). «Inflamación y resistencia a la insulina: Mecanismos para el desarrollo de la disfunción endotelial y aterosclerosis», *Revista Mexicana de Cardiología*, vol. 17, n.º 2, pp. 71-82.

En problemas metabólicos (colesterol, azúcar, hipertensión…)

Los beneficios del ayuno en este tipo de problemas son seguramente los que están más ampliamente estudiados y documentados.[44] Acabamos de hablar de los beneficios antiinflamatorios de mantener unos niveles bajos de insulina circulante, pues bien, los niveles altos de insulina están en la génesis de todo este conjunto de patologías denominadas metabólicas y que se asocian a un mayor riesgo cardiovascular y a la obesidad (una de las principales causas de mortalidad en la sociedad moderna).

Es fácil de entender que, si los niveles altos de insulina están en la génesis de este tipo de problemas de salud, durante un ayuno van a mejorar claramente, dado que durante el ayuno los niveles de insulina descienden muchísimo. Descienden hasta tal punto que las personas que toman medicación para controlar los niveles de glucosa o incluso para bajar la tensión arterial han de estar supervisados el primer día por el médico y controlar diariamente su tensión arterial y los niveles de glucosa para evitar problemas durante el ayuno. Esta situación obliga, en algunos casos, a dosificar la medicación para evitar que los niveles de glucosa o los valores de tensión arterial disminuyan demasiado y generen incomodidad a la persona. Si la persona está tomando este

44. Patterson, R. E., y Sears, D. D. (2017). «Metabolic Effects of Intermittent Fasting», *Annual Review of Nutrition*, vol. 37, pp. 371-393.

tipo de medicación, habría que consultar con su médico si es posible, en su caso, suspender la medicación al menos durante el periodo de ayuno o bien tenerlo en cuenta para poder intervenir rápidamente en caso de crisis.

Los niveles de colesterol y triglicéridos también van a mejorar durante el ayuno, aunque es cierto que este aspecto mejora más lentamente que los niveles de glucosa o la hipertensión.[45] En estos casos, podría considerarse la opción de prolongar el ayuno hasta quince o veintiún días.[46]

Fertilidad y equilibrio hormonal

Los problemas de fertilidad están creciendo en los últimos años exponencialmente en las sociedades del primer mundo. Esta realidad está condicionando la aparición de una gran cantidad de centros ginecológicos especializados en solucionar los problemas de fertilidad por medio de diversas técnicas. Existen diferentes motivos que justifican esta situación, algunos son muy específicos, pero la mayoría son generalizables, entre ellos, posibles infecciones, situaciones

45. Erdem, Y.; Özkan, G.; Ulusoy, S.; Arıcı, M.; Derici, Ü.; Şengül, Ş.; Sindel, Ş.; Ertürk, Ş., y Turkish Society of Hypertension and Renal Diseases. (2017). «The effect of intermittent fasting on blood pressure variability in patients with newly diagnosed hypertension or prehypertension», *Journal of the American Society of Hypertension*, vol. 12, n.º 1, pp. 42-49.

46. Stange, R.; Pflugbeil, C.; Michalsen, A., y Uehleke, B. (2013). «Therapeutic fasting in patients with metabolic syndrome and impaired insulin resistance», *Forschende Komplementärmedizin*, vol. 20, n.º 6, pp. 421-426.

de inflamación de bajo grado, déficits o excesos de determinados minerales o vitaminas... Todas estas causas conviven siempre en mujeres sometidas a estrés de larga duración.

El desequilibrio que se asocia a gran cantidad de estos casos son los ovarios poliquísticos (POS). Sin embargo, esta situación es debida a un exceso de actividad de una enzima llamada aromatasa, y es un exceso de insulina circulante la que se asocia a esta circunstancia, como recoge ampliamente la literatura científica.[47]

Otra situación que causa infertilidad es el estrés de larga duración. Esto se entiende muy rápido si sabemos que la hormona que predomina bajo estrés de larga duración se llama cortisol. Esta hormona esteroidea se produce a partir del colesterol en las glándulas suprarrenales, y hay que saber que a partir del colesterol y también en las glándulas suprarrenales se producen las hormonas sexuales, estrógenos y progesterona, fundamentales para tener una buena fertilidad. Por lo tanto, si estamos sometidos a mucho estrés, se producirá mucho cortisol y pocas hormonas sexuales (esto es bio-lógico, ya que durante una fase de mucho estrés no es un buen momento biológico para quedarse embarazada y llevar adelante una gestación con todo el gasto energético que esto supone para la mujer).[48] Por último, el exceso

47. Patel, S. (2017). «Disruption of aromatase homeostasis as the cause of a multiplicity of ailments: A comprehensive review», *The Journal of Steroid Biochemistry and Molecular Biology*, vol. 168, pp. 19-25.

48. Rooney, K. L., y Domar, A. D. (2018). «The relationship between stress and infertility», *Dialogues in Clinical Neuroscience*, vol. 20, n.º 1, pp. 41-47.

de insulina, como ya hemos visto anteriormente, altera los ritmos de producción de otras hormonas, lo que también modifica los biorritmos fisiológicos de secreción de otras hormonas. Esto condiciona, en primer lugar, alteraciones en el ciclo menstrual, con el tiempo se altera la libido y disminuye mucho la fertilidad en la mujer.[49]

La acción de otra hormona es clave para entender cómo nuestro ritmo de vida en el primer mundo condiciona negativamente la fertilidad, especialmente en la mujer. Esta hormona se llama prolactina y tiene como función principal estimular la producción de leche materna tras el parto, así como regular el equilibrio electrolítico en el cuerpo (controlar los líquidos en el cuerpo).[50] Esta hormona aumenta mucho en sangre frente a situaciones de estrés (exceso de cortisol, adrenalina, noradrenalina), pero también cuando los niveles de insulina son altos y, sobre todo, cuando el pH (grado de acidez) del espacio extracelular disminuye por debajo de 6,5, es decir, cuando se hace más denso.[51]

Así pues, se comprende, como es lógico, que un ayuno de cinco a diez días genera en el organismo las condiciones

49. Pasquali, R.; Patton, L., y Gambineri, A. (2007). «Obesity and infertility», *Current Opinion in Endocrinology, Diabetes and Obesity*, vol. 14, n.º 6, pp. 482-487.

50. Horrobin, D. F. (1980). «Prolactin as a regulator of fluid and electrolyte metabolism in mammals», *Federation Proceedings*, vol. 39, n.º 8, pp. 2.567-2.570.

51. Horrobin, D. F. (1980). «Prolactin as a regulator of fluid and electrolyte metabolism in mammals», *Federation Proceedings*, vol. 39, n.º 8, pp. 2.567-2.570.

ideales que contrarrestan gran parte de los problemas que condicionan negativamente la fertilidad: disminuye los niveles de insulina, prolactina, cortisol y otras hormonas del estrés. No es de extrañar, pues, que varias culturas ancestrales incluyeran el ayuno entre sus ritos para aumentar la fertilidad en la mujer.[52]

Es evidente que, con todo esto, no queremos decir que el ayuno sea la única opción para potenciar la fertilidad de un modo natural, ya que hay situaciones, como determinadas infecciones por bacterias, virus u hongos, que pueden ser la causa de la infertilidad y que van a requerir tratamientos específicos. Pero sí que nos atrevemos a defender, basándonos en nuestra experiencia, que el ayuno potenciará el resultado de cualquier técnica natural, química o intervencionista que tenga como objetivo aumentar la fertilidad o favorecer una gestación correcta.

Cabe decir en este momento que durante el embarazo el ayuno está explícitamente desaconsejado, ya que los requerimientos energéticos que tiene la mujer durante el periodo de gestación y la lactancia son tan altos que contraindican una dieta con bajas calorías y, por supuesto, el ayuno.

52. Bizkarra Maiztegi, K. (2007). «Historia del ayuno», en: *El poder curativo del ayuno*, Bilbao: Desclée De Brouwer.

Cansancio crónico y fibromialgia

Cuando hablamos de fatiga crónica o de fibromialgia, nos referimos a cuadros patológicos relativamente modernos y muy invalidantes que en las últimas dos o tres décadas afectan cada vez a más personas, especialmente a mujeres. El tratamiento convencional para estas enfermedades pasa por diferentes estrategias analgésicas, desde antiinflamatorios hasta opiáceos e incluso antidepresivos, estrategias químicas que intentan controlar el eje neurobioquímico del dolor con un éxito más que relativo. En la actualidad, estas enfermedades justifican una invalidez laboral permanente en muchos países occidentales.

Desde un punto de vista funcional, estas enfermedades son el resultado de unos niveles extraordinariamente bajos de energía. La fatiga es un mecanismo de supervivencia que nos hace descansar cuando los niveles de energía (intracelulares) disminuyen y se sitúan muy cerca del mínimo necesario para mantener una célula con vida. La energía en las células se produce a partir de oxidar glucosa en unos orgánulos llamados mitocondrias, por este motivo, estas enfermedades se denominan enfermedades mitocondriales funcionales (fibromialgia o fatiga crónica).

En este caso, las mitocondrias dejan de producir energía o bien no lo hacen eficientemente. Cuando producimos energía, básicamente transformamos la glucosa o las grasas simples y el oxígeno en ATP (energía) y agua (H_2O) o bien en combinaciones diferentes de oxígeno e hidrógeno y también de nitrógeno. Cuanto menos eficientes somos, al producir energía, producimos más radicales libres (combinaciones de hidrógeno y oxígeno diferentes al agua) e iones de hidrógeno libres que, al aumentar su concentración, generan la acidez. Esta producción de radicales libres e iones de hidrógeno se da inevitablemente al producir energía, y cada vez más según vamos envejeciendo (esta es una de las causas del envejecimiento). Lo que hace el organismo es bloquear la producción de energía cuando la carga tóxica del organismo es alta, y bloquea «parcialmente» la producción de energía para evitar seguir sobrecargando el «sistema» con estos radicales libres y moléculas acidificantes. Esta sobrecarga ácida es la causa de que a las personas aquejadas de estas enfermedades les duela «todo el cuerpo», ya que esta sobrecarga ácida forma cristales que se depositan en los tejidos como los músculos y los ligamentos, que duelen al presionarlos y al hacer funcionar estas estructuras.

Por eso, tras el ayuno, la sintomatología mejora claramente por dos motivos: en primer lugar, por la estimulación que el ayuno produce de los mecanismos antioxidantes y antiinflamatorios fisiológicos, como hemos visto antes, y, en segundo lugar, gracias a la depuración que tiene lugar en el organismo; así pues, las molestias que generan este tipo de enfermedades mejorarán mucho.

Otro aspecto que está íntimamente relacionado con estas enfermedades es la presencia de electrolitos en el líquido orgánico; por eso, sin padecer estas enfermedades, podemos estar cansados por tener una baja cantidad de electrolitos en los líquidos orgánicos. Este hecho lo podemos constatar midiendo la acidez o la conductividad de la orina; serán orinas muy claras y están asociadas a gente que puede padecer dolor de cabeza, muy sensibles a los cambios de tiempo, gente que tolera muy mal el alcohol, mujeres con problemas en el ciclo menstrual, con la piel seca y, como hemos dicho, a gente que está cansada. Son gente que posiblemente beba mucha agua, pero sin electrolitos y, por lo tanto, al sudar y orinar, se pierden electrolitos que no se reponen, por eso es aconsejable en esos casos, incluso durante un ayuno, beber agua con zumo de limón, bicarbonato, sal marina y miel (o bien comprar suero oral en una farmacia).[53] De este modo bebemos un agua con electrolitos y no seguiremos perdiendo; enseguida recuperaremos electrolitos y la sintomatología irá remitiendo progresivamente en unas pocas semanas, aunque los primeros dos o tres días el cuerpo experimentará algunos cambios, como, por ejemplo, se hinchará hasta que elimine la mayor parte de las toxinas que contiene el organismo. Esta pauta parece fácil de seguir, pero es mejor que sea guiada por un profesional de la salud.

Momentos de crisis personal

Hemos comentado anteriormente que algunos de los clientes que han realizado más de un ayuno suelen venir a nues-

53. Otras alternativas para ingerir electrolitos son: beber agua de mar junto con agua embotellada, cocinar las verduras con aguas de mar o tomar agua de coco con semillas de chía o zumo de apio con manzana y limón.

tros retiros para reencontrar la calma que experimentaron en otras ediciones, pero también hay muchos de nuestros clientes que acuden a nuestros retiros en momentos de especial estrés en sus vidas o cuando apenas pueden, tras estos periodos.

La energía a disposición del cerebro durante un ayuno (a partir del tercer o cuarto día) es mayor de la que dispone habitualmente, por lo tanto, un cerebro con más energía es un cerebro más eficiente, y un cerebro más eficiente va a encontrar la solución a los problemas con mayor facilidad. Por eso mucha gente actualmente, y, según nos consta grandes pensadores a lo largo de la historia, practica el ayuno conscientemente para tener más capacidad mental (como hemos visto en capítulos anteriores de este libro).

Desde Mi ayuno recomendamos fervientemente experimentar un ayuno; sobre todo para que la persona tenga la sensación de calma y de claridad mental que se suele experimentar en los últimos días de un ayuno de mínimo unos cinco días y en los días sucesivos; es algo que todo el mundo debería conocer.

Mejora las facultades mentales:

- Pensar.
- Estudiar.
- Recordar.
- Concentrarse.
- Restaura el apetito natural y moderado.
- Mejora la actitud.

- Ayuda a tener más claridad.
- Mejora la planificación.
- Mejora el sueño.
- Aumenta la fuerza de voluntad.
- Ayuda al abandono de adicciones: tabaco, drogas, alcohol, sobrealimentación…
- Ayuda al cambio de hábitos.
- Impulsa la creatividad.
- Fomenta nuevas ideas.

Ayuno y cáncer

Por último, queríamos aclarar conceptos respecto a las posibilidades que tiene el ayuno de resultar beneficioso en el tratamiento oncológico. Es cierto que antiguamente se consideraba el ayuno como «el bisturí de la naturopatía», y muchos han defendido el ayuno como terapia anticáncer. No es nuestro caso, lo cual no quiere decir que el ayuno no se pueda aplicar, siempre bajo supervisión médica, en esta patología tan importante, pero preferimos ser prudentes llegados a este punto.

En primer lugar, hay que decir, como decía Benjamin Franklin, que «más vale un gramo de prevención que un kilo de tratamiento», y que ese gramo de prevención para no padecer cáncer puede ser el proceso de limpieza profunda al que se somete el organismo durante un ayuno. De hecho, numerosos estudios en ratones sometidos a restricción calórica o a un ayuno en alguna de sus diferentes modalidades demuestran que estas prácticas alargan la vida y previenen numerosas enfermedades degenerativas, como, por ejemplo, el cáncer.

Dicho esto, hay que aclarar que siempre debe valorarse el estado general del paciente (independientemente del diagnóstico) antes de proponerle un ayuno, y en casos de enfermos de cáncer más todavía. Otro aspecto fundamental es la colaboración o, mejor dicho, la aprobación del médico especialista antes de que el paciente oncológico inicie un ayuno. Quizás estas líneas puedan servir para que algún paciente se proponga hacer un ayuno y su médico acepte que lo inicie, aunque vale la pena destacar que cada vez son más los oncólogos que aprueban este tipo de prácticas, y gracias a ellos se consiguen los pacientes que alimentan los datos y las estadísticas que presentamos a continuación.

No podemos acabar este libro sin hacer de nuevo referencia a un biólogo italiano que seguramente sea el investigador más reconocido en la actualidad respecto al ayuno y a las dietas de restricción calórica, nos referimos a Valter Longo. Su último libro, *La dieta de la longevidad: comer bien para vivir sano hasta los 110 años*, ha sido una inspiración para nosotros, pero no solo este libro, sino también la gran cantidad de artículos científicos que ha publicado al respecto y que consultamos habitualmente. Valter Longo inició sus experimentos sobre el ayuno estudiando los efectos de la restricción calórica en bacterias, posteriormente se centró en estudios con ratones y actualmente él y sus equipos de investigación van sumando estudios con personas, incluso con personas en tratamiento oncológico.

La teoría que está demostrándose eficaz en el tratamiento del cáncer con ayunos o restricción calórica se basa en la idea de que el metabolismo de las células sanas y de las células tumorales es muy diferente cuando se encuentran sometidas a restricción calórica (como en un ayuno), ya que el ayuno, como hemos visto a lo largo de este libro, refuerza mucho los mecanismos defensivos de las células sanas, mientras que las células tumorales se debilitan mucho, dado que su metabolismo es estrictamente anaeróbico. Como ya sabemos, un metabolismo anaeróbico solo puede utilizar glucosa como sustrato energético y no grasa, por este motivo, se debilitan mucho durante un ayuno. Este hecho, que las células sanas se refuercen y las tumorales se debiliten, hace que mejore mucho la eficiencia del tratamiento con quimioterapia. Esta teoría se conoce como «teoría del escudo mágico».

Según estos ensayos clínicos, aún en fase experimental, combinar la quimioterapia con el ayuno potencia mucho los efectos terapéuticos de la quimioterapia y minimiza sus efectos secundarios. El protocolo que se está estudiando consiste en proponer al paciente que tres días antes y un día después de la sesión de quimioterapia no ingiera alimentos sólidos o bien que siga una dieta que imita al ayuno, DIA o FMD, definida por el mismo Valter Longo y su equipo y de la que ya hemos hablado.

Desde Mi ayuno defendemos el ayuno y la restricción calórica como medio indispensable para mantener y recuperar la salud, aunque en casos extremos como el cáncer nos ilusiona conocer que la evidencia científica demuestra lo que nosotros, tras miles de clientes, sospechábamos, pero no podemos afirmar que el ayuno sea la solución. De hecho, estamos convencidos de que el ayuno puede ser de gran ayuda en algunos casos, pero que está desaconsejado en otros, en función de varios aspectos, como el estado general y la fase de enfermedad del paciente. Queremos destacar en este punto que desde Mi ayuno proponemos ayunos preventivos y no necesariamente curativos. Para este tipo de enfermedades ya existen en Europa y también en España clínicas o centros de salud reconocidos por Gobiernos autonómicos, como la Clínica Buchinger y el Centro Zuhaizpe, donde sí que se tratan este tipo de ayunos terapéuticos con muy buenos resultados.

Ayuno y bienestar

Un ayuno es:

- El mayor agente curativo natural conocido.
- El encargado de purificar nuestro torrente sanguíneo.
- Gracias al que podemos liberar el cuerpo de prácticamente todos los elementos nocivos.
- El que nos sirve para eliminar enfermedades.
- Con el que mejoramos la circulación y limpiamos la obstrucción de los vasos sanguíneos.
- El momento en que podemos restaurar el bienestar del estómago.
- La forma de conservar la energía.

- Un método para curar muchas de nuestras dolencias funcionales.
- La forma más rápida de curar forúnculos, manchas en la piel, indigestión, dispepsia, estreñimiento, fiebre, anemia y asma.
- Ayuda a curar a largo plazo enfermedades graves causadas por impurezas en el sistema.
- La mejor manera de revitalizar el cuerpo.
- Un buen método para eliminar los dolores de cabeza y otros malestares provocados por un consumo habitual de toxinas.
- Una forma de rejuvenecer nuestra piel.

Epílogo

La primera vez que oí hablar del ayuno en profundidad fue allá por los años noventa, cuando estudiaba naturopatía. Cuando estudias naturopatía, te explican muchas técnicas y procesos depurativos que te aconsejan que realices para poder, así, recomendarlos a tus futuros clientes hablando desde la experiencia que da la práctica. De este modo, durante los tres años que duran los estudios de naturopatía, haces toda suerte de procesos «extraños»: baños de agua fría, tratamientos con barros, dietas a base de fruta o solo a base de proteína, depuraciones con esto y con lo otro, lavativas, hidroterapias de colon; un sinfín de procesos «naturales», pero, ciertamente, poco comunes en nuestros días.

Entre estos procesos se encuentra el ayuno de sólidos durante una semana. Creo recordar que, incluso, era uno de los procesos estrella que, debo reconocer, yo no hice en aquella época.

Una vez acabados los estudios de naturopatía, empecé a trabajar en el mundo de la salud con un enfoque muy diferente al que había tenido hasta entonces con la fisioterapia y la osteopatía, que practicaba desde hacía años.

Los caminos de la vida te llevan a veces a situaciones que son determinantes para el futuro, aunque inicialmente ni te lo imagines, y uno de esos momentos en mi vida fue cuando, allá por el invierno de 2014, conocí a Damien Carbonnier en el marco de una feria de alimentación en la que ambos participábamos como expositores. Él representaba a Mi ayuno y yo representaba a mi empresa de complementos alimenticios Gheos Proyecto Natural SL.

Desde el primer momento me di cuenta de que aquel encuentro iba a ser mucho más trascendente para ambos de lo que nos podíamos pensar en ese instante, y así se lo dije. Y lo hice, en realidad, sin saber muy bien por qué. Con el paso de las semanas y los meses, la relación se fue estrechando, hasta que, al cabo de un tiempo, empecé a colaborar con Mi ayuno. En ese momento, y como no podía ser de otra manera, empecé a experimentar en mí mismo el ayuno tipo Buchinger de cuatro a siete días, y realmente lo que se experimentaba reproducía, muy fielmente, todo aquello que me habían explicado durante los estudios de naturopatía, que posteriormente me había comentado Damien, y que yo, a pesar de conocerlo teóricamente, no había experimentado hasta ese momento.

Desde ese día vengo realizando de dos a cuatro ayunos anuales de máximo una semana de duración y, sinceramente, lo utilizo como una herramienta personal para superar momentos de dificultad como los que todos tenemos en la vida. Nunca he tenido problemas de peso, por lo que esta nunca ha sido una motivación para realizar un ayuno, pero no puedo plantearme hoy en día mi estado de bienestar sin tener en cuenta los ayunos que realizo anualmente.

Como practico el ayuno, al igual que con cualquier experiencia positiva, al hablar de ello transmito esa vibración y consigo que los demás quieran hacerlo, y eso es lo que me viene sucediendo en los últimos años con mis amigos, familiares y clientes. En nuestra sociedad del primer mundo, en principio, la más privilegiada del planeta, la esperanza de vida es muy superior a la de cualquier otra región del globo, a pesar de que las estadísticas dicen que no por eso es la más feliz, ni siquiera la más saludable. Esto es consecuencia, entre otros motivos, de nuestra manera de comer. Existe mucha bibliografía científica escrita en la que se explica la composición de nuestra dieta y la cantidad de alimentos ingeridos, para mí, aspectos íntimamente relacionados. De hecho, comer poco es uno de los rasgos que tienen en común las poblaciones humanas con más centenarios que se conocen. Por eso, en nuestro primer mundo, donde tenemos a disposición muchos recursos sanitarios, de higiene y, por supuesto, alimenticios, comer más racionalmente favorece que añadamos vida y salud a los años que podemos disfrutar de nuestras vidas.

En este libro se han comentado las ventajas de realizar ayunos periódicos, hasta hemos asegurado que en los últimos años dicen que se ha puesto de «moda» el ayuno, y ha sido la evidencia científica la responsable de que cada vez se hable más del ayuno como estrategia para recuperar o mantener el bienestar. Al hablar más, se han definido diferentes maneras de seguir un ayuno, lo que nos asegura que siempre podamos encontrar un modo más adaptado a nuestras circunstancias para aplicar y beneficiarnos del ayuno en nuestras vidas en función de nuestras necesidades.

Como hemos dicho en el libro, a quien dice que el ayuno está de moda hay que decirle que es cierto, y que, como todas las modas, vuelve, pero esta moda vuelve cuando en la sociedad hay abundancia, incluso exceso de alimentos. Un ayuno no tiene sentido cuando hay escasez de alimentos en una sociedad, por eso, en el primer mundo no hace más de treinta años que se ha empezado a popularizar esta actividad de no comer. Casi no hace ni falta recordar que antes, después de las recientes guerras, en periodos en los que predominaba la escasez de alimentos, no se necesitaban estas restricciones. Por eso el ayuno, a pesar de ser una práctica ancestral para el ser humano, solo se realiza en determinados momentos de la vida.

De hecho, también hemos explicado que en todas las religiones monoteístas, las mayoritarias en el mundo, el ayuno, de un modo u otro, está presente en sus doctrinas y prácticas.

Con este libro, nuestra intención es facilitar la comprensión de los procesos fisiológicos que tienen lugar en el cuerpo durante un ayuno para que cada vez más personas pierdan el miedo a no comer durante unos días y, si no hay contraindicaciones, lo prueben y experimenten en ellas mismas el bienestar que se siente «fisiológicamente» tras unos días sin comer alimentos sólidos.

Está claro que hay que comer y está claro, también, que es absurdo pasar hambre en nuestra sociedad, pero no está menos claro que sin esfuerzo no hay beneficio. Es muy paradójico que, mientras que la mayor parte de la población mundial sufre las consecuencias de la carencia de alimentos, nuestro primer mundo, no más de un tercio de la población mundial, sufra las consecuencias del exceso de alimentos disponibles. Por este motivo consideramos que racionalizar nuestra manera de comer es, sin entrar en detalles, un punto que considerar a la hora de mejorar nuestro nivel de bienestar.

Somos conscientes de que la primera vez que haces un ayuno te enfrentas a lo desconocido y, por lo tanto, has de confiar mucho en quien te ha explicado el proceso. Espero que este libro anime a mucha gente a probar «lo desconocido». Dicho así suena sugerente, pero ciertamente durante el proceso haces un sacrificio que es parte del resultado, o ¿alguien se siente orgulloso de haber hecho algo que no le ha supuesto en un modo u otro un sacrificio? Y, ya que estoy hablando de sacrificio, no puedo acabar sin agradecer de todo corazón a aquellos que he «sacrificado» muchas veces para llegar adonde estoy profesionalmente ahora. Me refiero a mi familia y mis amigos, que muchas veces han sentido mi ausencia durante los viajes y las formaciones a las que he asistido, primero como alumno y últimamente como docente. En especial a Mercedes, mi mujer, y a mis hijos, Jesús, Paula y Alejandra, a los cuatro, gracias por elegirme.

JESÚS DOMÍNGUEZ

Bibliografía de referencia: ayuno y ciencia

Bibliografía general

Alonso Puig, Mario (2010). *Reinventarse: tu segunda oportunidad*, Barcelona: Plataforma.

Bizkarra Maiztegui, Karmelo (2010). *El poder curativo del ayuno. Recuperando un camino olvidado hacia la salud*, Bilbao: Desclée De Brouwer.

Longo, Valter (2017). *La dieta de la longevidad: comer bien para vivir sano hasta los 110 años*, Barcelona: Grijalbo.

Lozada, Victoria (2018). *La buena nutrición*, Barcelona: Plataforma.

Lützner, Hellmut (1989). *Rejuvenecer por el ayuno*, Barcelona: La Magrana.

Marañón, Iria (2018). *Libérate de la carga mental*, Barcelona: Plataforma.

Sánchez García, Aitor (2018). *Mi dieta ya no cojea: la guía práctica para comer sano sin complicaciones*, Barcelona: Paidós.

Saz Peiró, Pablo (2017). *Ayuno terapéutico*, Zaragoza: Prensas de la Universidad de Zaragoza.

Suvorin, Alexi (2009). *La curación por el ayuno*, Barcelona: Obelisco.

Wilhelmi de Toledo, Françoise (2018). *El arte del ayuno: el programa Amplius de las clínicas Buchinger Wilhelmi*, Madrid: Maeva.

Bibliografía específica utilizada en este libro

Este capítulo podría ser, sin duda, uno de los más extensos del libro, pero, a pesar de que lo consideramos muy importante, no queremos caer en el error de dar demasiadas referencias científicas que alejen a nuestros lectores del verdadero significado de este libro: que se acerquen a las virtudes contrastadas del ayuno y que, mientras aprenden, disfruten y acaben practicándolo, como nosotros. Así pues, las referencias que daremos se limitarán a las utilizadas en el libro más unas cuantas que comentaremos, para disfrute de los más eruditos.

A lo largo del libro hemos ido justificando, con referencias bibliográficas, la mayoría de nuestras afirmaciones, para que quien así lo deseara pudiera ampliar la información que dábamos. Así pues, la lista de referencias que daremos debe necesariamente dividirse en dos: por un lado, los artículos y libros citados en el libro y, por otro, algunos artículos científicos que también nos parecen interesantes y que facilitan la búsqueda entre la gran cantidad de bibliografía que existe sobre el tema.

Bibliografía citada a lo largo del libro

1. Mifflin, M. D.; St. Jeor, S. T.; Hill, L. A.; Scott, B. J.; Daugherty, S. A., y Koh, Y. O. (1990). «A new predictive equation for resting energy expenditure in healthy individuals», *The American Journal of Clinical Nutrition*, vol. 51, n.º 2, pp. 241-247. Disponible en: <https://academic.oup.com/ajcn/article-abstract/51/2/241/4695104?redirectedFrom=fulltext>.
2. Deurenberg, P.; Weststrate, J. A., y Seidell, J. C. (1991). «Body mass index as a measure of body fatness: age- and sex-specific prediction formulas», *British Journal of Nutrition*, vol. 65, n.º 2, pp. 105-114. Disponible en: <https://www.ncbi.nlm.nih.gov/pubmed/2043597>.
3. Gasior, M.; Rogawski, M. A., y Hartman, A. L. (2006). «Neuroprotective and disease-modifying effects of the ketogenic diet», *Behavioural Pharmacology*, vol. 17, n.os 5-6, pp. 431-439. Disponible en: <https://www.ncbi.nlm.nih.gov/pmc/articles/PMC2367001/>.
4. Mattson, M. P., y Wan, R. (2005). «Beneficial effects of intermittent fasting and caloric restriction on the cardiovascular and cerebrovascular systems», *The Journal of Nutritional Biochemistry*, vol. 16, n.º 3, pp. 129-137. Disponible en: <https://www.ncbi.nlm.nih.gov/pubmed/15741046>.
5. Gomes, L. C.; Di Benedetto, G., y Scorrano, L. (2011). «During autophagy mitochondria elongate, are spared from degradation and sustain cell viability», *Nature Cell*

Biology, vol. 13, pp. 589-598. Disponible en: <https://www.nature.com/articles/ncb2220>.

6. Vomund, S.; Schäfer, A.; Parnham, M. J.; Brüne, B., y Von Knethen, A. (2017). «Nrf2, the Master Regulator of Anti-Oxidative Responses», *International Journal of Molecular Sciences*, vol. 18, n.º 12, p. 2.772. Disponible: <https://www.ncbi.nlm.nih.gov/pmc/articles/PMC5751370/>.
7. Kulkarni, S. R.; Donepudi, A. C.; Xu, J., *et al.* (2014). «Fasting Induces Nuclear Factor E2-Related Factor 2 and ATP-Binding Cassette Transporters *via* Protein Kinase A and Sirtuin-1 in Mouse and Human», *Antioxididants & Redox Signaling*, vol. 20, n.º 1, pp. 15-30. Disponible en: <https://www.ncbi.nlm.nih.gov/pmc/articles/PMC3880903/>.
8. Lanzmann-Petithory, D. (2002). *La diététique de la longévité*, París: Odile Jacob.
9. Vassilakopoulos, T.; Zakynthinos, S., y Roussos, C. (con el soporte técnico de M. Economou). (1999). «Strenuous resistive breathing induces proinflammatory cytokines and stimulates the HPA axis in humans», *American Journal of Physiology-Regulatory, Integrative and Comparative Physiology*, vol. 277, n.º 4, pp. R1.013-R1.019. Disponible en: <https://www.physiology.org/doi/pdf/10.1152/ajpregu.1999.277.4.R1013>.
10. Rojas Vega, S.; Strüder, H. K.; Wahrmann, B. V.; Bloch, W., y Hollmann, W. (2006). «Bicarbonate reduces serum prolactin increase induced by exercise to exhaustion», *Medicine and Science in Sports and Exercise*, vol. 38, n.º

4, pp. 675-680. Disponible en: <https://www.ncbi.nlm.nih.gov/pubmed/16679982>.

11. Armandola, E. (2004). «Caloric Restriction and Life Expectancy. Highlights of the 5th European Molecular Biology Organization Interdisciplinary Conference on Science and Society — Time & Aging: Mechanisms and Meanings; November 5-6, 2004; Heidelberg, Germany», *Medscape General Medicine*, vol. 6, n.º 4, p. 16. Disponible en: <https://www.ncbi.nlm.nih.gov/pmc/articles/PMC1480571/>.
12. Youm, Y-H.; Nguyen, K. Y.; Grant, R. W., *et al.* (2015). «The ketone metabolite -hydroxybutyrate blocks NLRP3 inflammasome–mediated inflammatory disease», *Nature Medicine*, vol. 21, pp. 263-269. Disponible en: <https://www.nature.com/articles/nm.3804>.
13. Brandhorst, S.; Choi, I. Y.; Wei, M., *et al.* (2015). «A Periodic Diet that Mimics Fasting Promotes Multi-System Regeneration, Enhanced Cognitive Performance, and Healthspan», *Cell Metabolism*, vol. 22, n.º 1, pp. 86-99. Disponible en: <https://www.cell.com/cell-metabolism/abstract/S1550-4131(15)00224-7>.
14. Cohen, S., y Popp, F. A. (2003). «Biophoton emission of the human body», *Indian Journal of Experimental Biology*, vol. 41, pp. 440-445. Disponible en: <http://nopr.niscair.res.in/bitstream/123456789/17055/1/IJEB %20 41 %285 %29 %20440-445.pdf>.
15. Zhang, Y.-K., J.; Wu, K. C., y Klaassen, C. D. (2013). «Genetic Activation of Nrf2 Protects against Fasting-

Induced Oxidative Stress in Livers of Mice», *PLoS One*, vol. 8, n.º 3, p. e59122. Disponible en: <https://www.ncbi.nlm.nih.gov/pmc/articles/PMC3601109/>.

16. Anderson, A. J. (1969). «Effects of lysosomal collagenolytic enzymes, anti-inflammatory drugs and other substances on some properties of insoluble collagen», *Biochemical Journal*, vol. 113, n.º 3, pp. 457-463. Disponible en: <https://www.ncbi.nlm.nih.gov/pubmed/5807207>.
17. DeFronzo, R. A., y Ferrannini, E. (1991). «Insulin Resistance: A Multifaceted Syndrome Responsible for NIDDM, Obesity, Hypertension, Dyslipidemia, and Athcrosclerotic Cardiovascular Disease», *Diabetes Care*, vol. 14, n.º 3, pp. 173-194. Disponible en: <http://care.diabetesjournals.org/content/14/3/173.short>.
18. Bölling, G. (2007). *Le Jeûne*, París: La Plage.
19. Horne, B. D.; Muhlestein, J. B., y Anderson, J. L. (2015). «Health effects of intermittent fasting: hormesis or harm? A systematic review», *The American Journal of Clinical Nutrition*, vol. 102, n.º 2, pp. 464-470. Disponible en: <https://academic.oup.com/ajcn/article/102/2/464/4564588>.
20. Little, J. P.; Safdar, A.; Bishop, D.; Tarnopolsky, M. A., y Gibala, M. J. (2011). «An acute bout of high-intensity interval training increases the nuclear abundance of PGC-1- and activates mitochondrial biogenesis in human skeletal muscle», *American Journal of Physiology-Regulatory, Integrative and Comparative Physiology*, vol. 300, n.º 6, pp. R1.303-R1.310. Disponible en: <https://www.ncbi.nlm.nih.gov/pubmed/21451146>.

21. Chausse, B.; Vieira-Lara, M. A.; Sánchez, A. B.; Medeiros, M. H., y Kowaltowski, A. J. (2015). «Intermittent Fasting Results in Tissue-Specific Changes in Bioenergetics and Redox State», *Plos One*, vol. 10, n.º 3, p. e0120413. Disponible en: <https://www.ncbi.nlm.nih.gov/pmc/articles/PMC4352038/>.
22. González, C. A.; Malanco, H. L. M.; Sánchez, Z. M. J.; Elizondo, A. S.; Navarro, Z. J. E., y Rosillo, R. S. (2006). «Inflamación y resistencia a la insulina: Mecanismos para el desarrollo de la disfunción endotelial y aterosclerosis», *Revista Mexicana de Cardiología*, vol. 17, n.º 2, pp. 71-82. Disponible en: <http://www.medigraphic.com/pdfs/cardio/h-2006/h062a.pdf>.
23. Patterson, R. E., y Sears, D. D. (2017). «Metabolic Effects of Intermittent Fasting», *Annual Review of Nutrition*, vol. 37, pp. 371-393. Disponible: <https://www.annualreviews.org/doi/pdf/10.1146/annurev-nutr-071816-064634>.
24. Erdem, Y.; Özkan, G.; Ulusoy, S.; Arıcı, M.; Derici, Ü.; Şengül, Ş.; Sindel, Ş.; Ertürk, Ş., y Turkish Society of Hypertension and Renal Diseases. (2017). «The effect of intermittent fasting on blood pressure variability in patients with newly diagnosed hypertension or prehypertension», *Journal of the American Society of Hypertension*, vol. 12, n.º 1, pp. 42-49. Disponible en: <https://www.ncbi.nlm.nih.gov/pubmed/29275920>.
25. Stange, R.; Pflugbeil, C.; Michalsen, A., y Uehleke, B. (2013). «Therapeutic fasting in patients with metabolic syndrome and impaired insulin resistance», *Forschende Komple-*

mentärmedizin, vol. 20, n.º 6, pp. 421-426. Disponible en: <https://www.ncbi.nlm.nih.gov/pubmed/24434756>.

26. Patel, S. (2017). «Disruption of aromatase homeostasis as the cause of a multiplicity of ailments: A comprehensive review», *The Journal of Steroid Biochemistry and Molecular Biology*, vol. 168, pp. 19-25. Disponible en: <https://www.ncbi.nlm.nih.gov/pubmed/28109841>.
27. Rooney, K. L., y Domar, A. D. (2018). «The relationship between stress and infertility», *Dialogues in Clinical Neuroscience*, vol. 20, n.º 1, pp. 41-47. Disponible en: <https://www.ncbi.nlm.nih.gov/pubmed/29946210>.
28. Pasquali, R.; Patton, L., y Gambineri, A. (2007). «Obesity and infertility», *Current Opinion in Endocrinology, Diabetes and Obesity*, vol. 14, n.º 6, pp. 482-487. Disponible en: <https://www.ncbi.nlm.nih.gov/pubmed/17982356>.
29. Horrobin, D. F. (1980). «Prolactin as a regulator of fluid and electrolyte metabolism in mammals», *Federation Proceedings*, vol. 39, n.º 8, pp. 2.567-2.570. Disponible en: <https://www.ncbi.nlm.nih.gov/pubmed/6247216>.
30. Bizkarra Maiztegi, K. (2007). «Historia del ayuno», en: *El poder curativo del ayuno*, Bilbao: Desclée De Brouwer. Disponible en: <http://www.zuhaizpe.com/historia-del-ayuno/>.

Bibliografía científica complementaria

Para hacernos una idea de la cantidad de bibliografía que hay sobre el ayuno, solo hace falta hacer una búsqueda simple en el buscador científico PubMed.[54] Si introducimos la palabra *Fasting* («ayuno» en inglés), veremos que nos aparecen 15.294 artículos que incluyen esta palabra en su texto y 1.007 artículos que la incluyen en su título.

Está aumentando el interés de la comunidad científica por conocer los efectos que tiene el ayuno en sus diferentes modalidades sobre el metabolismo y el bienestar de las personas. Queremos, de entre todos, destacar un estudio:

> Li, C.; Ostermann, T.; Hardt, M., Lüdtke, R.; Broecker-Preuss, M.; Dobos, G., y Michalsen, A. (2013). «Metabolic and Psychological Response to 7-Day Fasting in Obese Patients with and without Metabolic Syndrome», *Forschende Komplementärmedizin*, vol. 20, n.º 6, pp. 413-420.

En este estudio de 2013 se demuestra la seguridad de la práctica de un ayuno tipo Buchinger durante siete días y, además, se valoran los beneficios a diferentes niveles de un modo estadísticamente significativo.

54. PubMed: <https://www.ncbi.nlm.nih.gov/pubmed/>.

Otro estudio más reciente, de 2017, analiza la evolución de un grupo de 36 personas que realizan un ayuno tipo Buchinger durante una semana y valora su evolución hasta cuatro meses después del ayuno:

> Li, C.; Sadraie, B.; Steckhan, N.; Kessler, C.; Stange, R.; Jeitler, M., y Michalsen, A. (2017). «Effects of A One-week Fasting Therapy in Patients with Type-2 Diabetes Mellitus and MetabolicSyndrome - A Randomized Controlled Explorative Study», *Experimental and Clinical Endocrinology & Diabetes*, vol. 125, n.º 9, pp. 618-624.

En este otro artículo de 2009 se pone de manifiesto la importancia de complementar el ayuno tipo Buchinger con actividad física:

> Steiniger, J.; Schneider, A.; Bergmann, S.; Boschmann, M., y Janietz, K. (2009). «[Effects of fasting and endurance training on energy metabolism and physical fitness in obese patients]», *Forschende Komplementärmedizin*, vol. 16, n.º 6, pp. 383-390.

Un tercer artículo que evalúa los resultados de un ayuno tipo Buchinger en pacientes con dolor articular demuestra los beneficios del ayuno en este tipo de problemas de salud:

> Schmidt, S.; Stange, R.; Lischka, E.; Kiehntopf, M.; Deufel, T.; Loth, D., y Uhlemann, C. (2010) «[Uncontrolled

clinical study of the efficacy of ambulant fasting in patients with osteoarthritis]», *Forschende Komplementärmedizin*, vol. 17, n.º 2, pp. 87-94.

Es cierto que la mayoría de los estudios más actuales evalúan los beneficios para la salud de la restricción calórica (*caloric restriction*) y del ayuno intermitente (*intermitent fasting*) en sus diferentes modalidades, y podemos encontrar 94 estudios clínicos en los que se evalúan los beneficios del ayuno intermitente a diferentes niveles (rendimiento deportivo, metabolismo, capacidad regenerativa, sistema inmunitario, riesgo cardiovascular, capacidad antiinflamatoria, peso e IMC, etcétera).

Especial atención merecen los estudios de Valter Longo, el biólogo italiano que más está contribuyendo a la divulgación científica de los beneficios que para la salud tiene la restricción calórica, y lo hace a través de lo que él ha denominado *fasting mimicking diet* (dieta que imita al ayuno), en la que propone una severa restricción calórica (unas 500 kcal) por un periodo de tiempo no superior a cinco días precedidos de unos días de adaptación progresiva a la restricción calórica y finalizados con unos días de reincorporación progresiva a la alimentación completa. Este sistema, parecido al que aplicamos en Mi ayuno, se ha demostrado eficaz, según Valter Longo, para:

1. Prevenir un gran número de patologías: Wei, M.; Brandhorst, S.; Shelehchi, M., *et al.* (2017). «Fasting-mimic-

king diet and markers/risk factors for aging, diabetes, cancer, and cardiovascular disease», *Science Translational Medicine,* vol. 9, n.º 377.

2. Estimular la capacidad regenerativa del organismo: Choi, I. Y.; Piccio, L.; Childress, P., *et al.* (2016). «A Diet Mimicking Fasting Promotes Regeneration and Reduces Autoimmunity and Multiple Sclerosis Symptoms», *Cell Reports*, vol. 15, n.º 10, pp. 2.136-2.146.
3. Mejorar las capacidades cognitivas de la persona, así como su estado de ánimo: Brandhorst, S.; Choi, I. Y.; Wei, M., *et al.* (2015). «A Periodic Diet that Mimics Fasting Promotes Multi-System Regeneration, Enhanced Cognitive Performance, and Healthspan», *Cell Metabolism*, vol. 22, n.º 1, pp. 86-99. Disponible en: <https://www.cell.com/cell-metabolism/abstract/S1550-4131(15)00224-7>.

A modo de resumen, y para finalizar este capítulo, nos gustaría hacer una lista de los beneficios que la literatura científica atribuye al ayuno o a la restricción calórica:

1. Favorece el rejuvenecimiento del organismo, tiene una acción *antiaging*, incluso cerebral:
   Horne, B. D.; Muhlestein, J. B., y Anderson, J. L. (2015). «Health effects of intermittent fasting: hormesis or harm? A systematic review», *The American Journal of Clinical Nutrition*, vol. 102, n.º 2, pp. 464-470.

Fontana, L., y Partridge, L. (2015). «Promoting health and longevity through diet: from model organisms to humans», *Cell*, vol. 161, n.º 1, pp. 106-118.

Mattson, M. P. (2015). «Lifelong brain health is a lifelong challenge: from evolutionary principles to empirical evidence», *Ageing Research Reviews*, vol. 20, pp. 37-45.

Zhang, Y.-K., J.; Wu, K. C., y Klaassen, C. D. (2013). «Genetic Activation of Nrf2 Protects against Fasting-Induced Oxidative Stress in Livers of Mice», *PLoS One*, vol. 8, n.º 3, p. e59122.

2. Reduce la inflamación y el dolor:

Aksungar, F. B.; Topkaya, A. E., y Akyildiz, M. (2007). «Interleukin-6, C-reactive protein and biochemical parameters during prolonged intermittent fasting», *Annals of Nutrition & Metabolism*, vol. 51, n.º 1, pp. 88-95.

Shojaie, M.; Ghanbari, F., y Shojaie, N. «Intermittent fasting could ameliorate cognitive function against distress by regulation of inflammatory response pathway», *Journal of Advanced Research*, vol. 8, n.º 6, pp. 697-701.

3. Mejora el estado de ánimo:

Parikh, I.; Guo, J.; Chuang, K. H., *et al.* (2016). «Caloric restriction preserves memory and reduces anxiety of aging mice with early enhancement of neurovascular functions», *Aging (Albany NY)*, vol. 8, n.º 11, pp. 2.814-2.826.

4. Reduce factores de riesgo metabólicos:
Patterson, R. E.; Gail A. Laughlin, G. A.; Sears, D. D., *et al.* (2015). «Intermittent Fasting And Human Metabolic Health», *Journal of the Academy of Nutrition and Dietetics*, vol. 115, n.º 8, pp. 1.203-1.212.

4.1. Diabetes mellitus*:*
Sutton, E. F.; Beyl, R.; Early, K. S.; Cefalu, W. T.; Ravussin, E., y Peterson, C. M. «Early Time-Restricted Feeding Improves Insulin Sensitivity, Blood Pressure, and Oxidative Stress Even without Weight Loss in Men with Prediabetes», *Cell Metabolism*, vol. 27, n.º 6, pp. 1.212-1.221.

4.2. Hipercolesterolemia:
Varady, K. A.; Bhutani, S.; Church, E. C., y Klempel, M.C. (2009). «Short-term modified alternate-day fasting: a novel dietary strategy for weight loss and cardioprotection in obese adults», *The American Journal of Clinical Nutrition*, vol. 90, n.º 5, pp. 1.138-1.143.

Horne, B. D.; Muhlestein, J. B.; Lappé, D. L., *et al.* (2013). «Randomized cross-over trial of short-term water-only fasting: metabolic and cardiovascular consequences», *Nutrition, Metabolism and Cardiovascular Diseases*, vol. 23, n.º 11, pp. 1.050-1.057.

4.3. Hipertensión arterial:

Sutton, E. F.; Beyl, R.; Early, K. S.; Cefalu, W. T.; Ravussin, E., y Peterson, C. M. «Early Time-Restricted Feeding Improves Insulin Sensitivity, Blood Pressure, and Oxidative Stress Even without Weight Loss in Men with Prediabetes», *Cell Metabolism*, vol. 27, n.º 6, pp. 1.212-1.221.

4.4. Obesidad:

Li, G.; Xie, C.; Lu, S., *et al.* (2017). «Intermittent Fasting Promotes White Adipose Browning and Decreases Obesity by Shaping the Gut Microbiota», *Cell Metabolism*, vol. 26, n.º 4, pp. 672-685.

4.5. Regulación hormonal, especialmente en la mujer (fertilidad):

Fontana, R., y Della Torre, S. (2016). «The Deep Correlation between Energy Metabolism and Reproduction: A View on the Effects of Nutrition for Women Fertility», *Nutrients*, vol. 8, n.º 2, p. 87.

Dinesh Yadav, D. M.; Muralidhar, M. N.; Prasad, S. M. V. K., y Rajender Rao, K. (2018). «Pre-pubertal diet restriction reduces reactive oxygen species and restores fertility in male WNIN/Obese rat», *Andrologia*, vol. 50, n.º 2, p. e12849.

4.6. Potencia el rendimiento físico (el ayuno intermitente):

Tinsley, G. M.; Forsse, J. S.; Butler, N. K.; Paoli, A.; Bane, A. A.; La Bounty, P. M.; Morgan, G. B., y Grandjean, P. W. (2017). «Time-restricted feeding in young men performing resistance training: A randomized controlled trial», *European Journal of Sport Science*, vol. 17, n.º 2, pp. 200-207.

4.7. Potencia el resultado de otros tratamientos (incluso químicos):

Nencioni, A.; Caffa, I.; Cortellino, S., Longo, V. D. (2018). «Fasting and cancer: molecular mechanisms and clinical application», *Nature Reviews Cancer*, vol. 18, n.º 11, pp. 707-719.

O'Flanagan, C. H.; Smith, L. A.; McDonell, S. B., y Hursting, S. D. (2017). «When less may be more: calorie restriction and response to cancer therapy», *BMC Medicine*, vol. 15, n.º 1, p. 106.

Aunque podríamos seguir citando estudios, y sabemos que van a seguir apareciendo cada vez más estudiosos que valoren los beneficios que el ayuno tiene para la salud, con estas referencias solo queremos despejar cualquier tipo de duda acerca de la seguridad de practicar un ayuno, siempre bajo supervisión médica y teniendo en cuenta las contraindicaciones y precauciones ya mencionadas en este libro.

Los beneficios que cada persona obtiene tras realizar un ayuno dependen de muchos factores, pero, sobre todo, de su situación previa y de la motivación que la lleve a realizar un ayuno. Este aspecto es fundamental, desde nuestro punto de vista, antes de realizar un ayuno, ya que no solo condicionará el resultado, sino que, sobre todo, le hará más fácil completar con éxito el proceso de ayuno, que, de cualquier manera y por muchos beneficios que aporte, es un periodo de tiempo en el que la persona, especialmente las primeras veces, ha de superar muchas resistencias personales, familiares y sociales.

La mayoría de la gente en España sigue pensando que ayunar es peligroso, que de ninguna manera pagarían para no comer, mientras que en toda Europa esta práctica está muy extendida desde los años noventa. Desde aquí queremos lanzar un mensaje: el ayuno está llegando; es más, ya ha llegado. A ver quién se atreve a estimular su propio poder de autocuración durante un retiro con nosotros, ya sea en Asturias, en Cataluña, en Madrid o en Alicante. ¡Mi ayuno estará para acompañaros!

Su opinión es importante.
En futuras ediciones, estaremos encantados
de recoger sus comentarios sobre este libro.

Por favor, háganoslos llegar a través de nuestra web:

www.plataformaeditorial.com

Para adquirir nuestros títulos,
consulte con su librero habitual.

«Recuperar la mayor fuerza,
no para dominar sino para dar.»*
ALBERT CAMUS

«*I cannot live without books.*»
«No puedo vivir sin libros.»
THOMAS JEFFERSON

Plataforma Editorial planta un árbol
por cada título publicado.

* Frase extraída de *Breviario de la dignidad humana* (Plataforma Editorial, 2013).

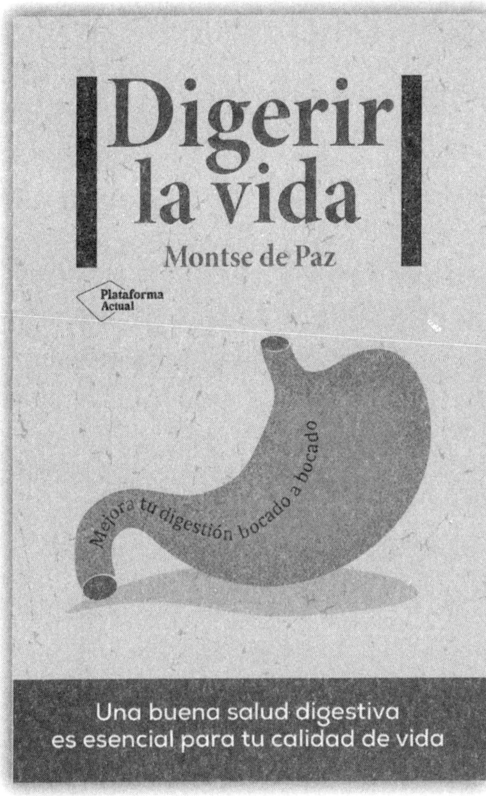

La salud digestiva es un universo apasionante.
Te invito a iniciar este viaje conmigo.
Atrévete a creer. Hacer buenas digestiones
es posible… también para ti.